Archives of Animal Nutrition

Archiv für Tierernährung

VOLUME 37 · FEBRUARY 1987 · NUMBER 2

AKADEMIE-VERLAG BERLIN

ISSN 0003-942X Arch. Anim. Nutr., Berlin 37 (1987) 2, 105–190

Archives of Animal Nutrition covers the following topics: Biochemical and physiological foundations of animal nutrition with emphasis laid on the following aspects: Protein metabolism, metabolism of non-protein-nitrogen compounds, energy transformation, mineral metabolism, vitamin metabolism, nutritional effects and performance criteria, furthermore: practical animal feeding, feedstuff theory, feedstuff preservation and feedstuff processing.

We accept for publication:

Original manuscript not yet published in other journals and not intended for publication in other journals in the same form. Their length should not exceed 12 printed pages.

Manuscripts are to be sent to Prof. HANS BERGNER, Wissenschaftsbereich Tierernährung der Sektion Tierproduktion und Veterinärmedizin, Humboldt-Universität zu Berlin, Invalidenstr. 42, 1040 Berlin. We request the authors to submit their manuscripts typed double-spaced and ready for print. The institution which the paper originates will be mentioned together with the author's name in the title of the paper.

The author is requested to discuss and summarize the results of his work at the end of the manuscript.

Author's names in the manuscript are to be underlined with a red wavy line. We request you to underline italics with a black or blue wavy line. Small print is to be indicated by a black or blue vertical line on the margin. Bibliographic data in the text are given with the name of the author and the year of publication, in case of several publications in one year, a, b, c etc. are added according to the sequence of the publications in the bibliography, e.g. MEYER (1985 a). In the bibliography the papers are arranged alphabetically according to the name of the first author and quoted as follows: surname, first name, journal, volume, page and year.

Illustrations have to be restricted to the necessary minimum and to be enclosed separately. Indicative lines, letters etc. are to be entered in pencil. For photographes, a cover sheet should be used for this. The captions of the illustrations are to be listed on an extra sheet.

The authors receive 50 special prints of their contributions free of charge.

Terms of Subscription

Orders for the journal "Archives of Animal Nutrition" can be sent

- *in the GDR:* to the Postzeitungsvertrieb or to the Akademie-Verlag Berlin, Leipziger Str. 3–4, DDR - 1086 Berlin;
- *in the other socialist countries:* to a book-shop for foreign language literature or to the competent news-distributing agency;
- *in the FRG and Berlin (West):* to a book-shop or to the wholesale distribution agency Kunst und Wissen, Erich Bieber OHG, Wilhelmstr. 4–6, D - 7000 Stuttgart 1;
- *in the other Western European countries:* to Kunst und Wissen, Erich Bieber GmbH, General Wille-Str. 4, Ch - 8002 Zürich;
- *in other countries:* to the international book- and journal-selling trade, to Buchexport, Volkseigener Außenhandelsbetrieb der DDR, Postfach 160, DDR - 7010 Leipzig, or to the Akademie-Verlag Berlin, Leipziger Str. 3–4, DDR - 1086 Berlin.

Zeitschrift „Archives of Animal Nutrition"

Herausgeber: Im Auftrag des Akademie-Verlages Berlin herausgegeben von Prof. Dr. Hans Bergner.

Verlag: Akademie-Verlag Berlin, Leipziger Str. 3–4, DDR - 1086 Berlin.

Fernruf: 2 23 62 01 oder 2 23 62 29, Telex-Nr. 11 44 20.

Bank: Staatsbank der DDR, Berlin, Kto.-Nr.: 6836-36-20712.

Chefredakteur: Prof. Dr. sc. Hans Bergner.

Anschrift der Redaktion: Humboldt-Universität zu Berlin, Invalidenstr. 42, DDR - 1040 Berlin.

Veröffentlicht unter der Lizenznummer 1274 des Presseamtes beim Vorsitzenden
des Ministerrates der Deutschen Demokratischen Republik.

Gesamtherstellung: VEB Druckerei »Gottfried Wilhelm Leibniz«, DDR - 4450 Gräfenhainichen.

Erscheinungsweise: Archives of Animal Nutrition erscheint jährlich in einem Band mit zwölf Heften.

Bezugspreis je Band 360,– DM zuzüglich Versandspesen; Preis je Heft 30,– DM.

Der gültige Jahresbezugspreis für die DDR ist der Postzeitungsliste zu entnehmen.

Bestellnummer dieses Heftes: 1010/37/2.

AN (EDV) 39 532
02000

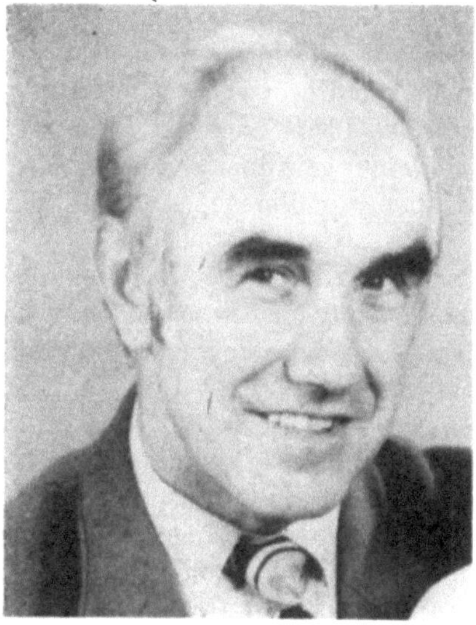

Prof. Dr. BERNHARD PIATKOWSKI zum 60. Geburtstag am 5. 2. 1987

Wir trafen uns erstmals vor 30 Jahren in Remderoda, als B. PIATKOWSKI mit seinem Zweitlehrer Prof. NESENI eine entstehende Tierernährungseinrichtung besuchte. Inzwischen haben wir uns unzählige Male dienstlich getroffen, einige Male auch ohne dienstlichen Anlaß. Zwischen uns fanden Wortgefechte um die Auslegung wissenschaftlicher Befunde statt; da es aber nie um die Validität von Befunden ging, war dieser Meinungsstreit für uns beide förderlich. Wie ich B. PIATKOWSKI kenne, wird er auch nach dem Überschreiten der reifen Altersmarke auf seine Ergebnisse in der Forschung stolz sein und diese vehement verteidigen. Er kann dies, weil er über ein gutes Wissen auf dem gesamten Gebiet der Tierernährung verfügt. Das ist heute selten geworden, aber vor 50 Jahren gehörten zum geistigen Konsum eines Tierernährers vielleicht 5 Zeitschriften. Das an die nachfolgende Generation.

Der Jubilar wurde am 5. 2. 1927 in Schlesien geboren. Er mußte also noch in den Krieg, und danach war sein Anfang nicht leicht. Er studierte Landwirtschaft an der Humboldt-Universität zu Berlin und war Ende des Jahres 1956 der letzte Doktorand.
Prof. MANGOLDS. Seine Promotionsarbeit, initiiert durch Vorstellungen über die Haltung der Schweine in Hütten, befaßte sich mit dem Einfluß der Temperatur auf Verdauung und Stoffwechsel des Schweines. MANGOLD forderte von seinem Schüler heroische Arbeitsleistungen. Diese Zeit der Prüfung hat er glänzend bestanden und als Maß für seine späteren wissenschaftlichen Experimente für sich und seine Schüler benutzt.

Nach der Promotion ging PIATKOWSKI zum Landwirtschaftlichen Zentralblatt; jedoch wechselte er bald zum Institut für Tierzuchtforschung Dummerstorf – Rostock. Der Abt. Tierernährung des Zentralblattes hat er aber viele Jahre noch seinen Stempel aufgedrückt.

Seine Zeit unter NESENI und gemeinsam mit STEGER war anfangs geprägt durch die Bearbeitung einer breiten Palette Fragen. Aus heutiger Sicht dominierten damals brandaktuelle Probleme, wie z. B. die Parakeratose des Schweines, Nährstoffverluste bei der Trocknung, Nutzung von Abprodukten beim Schwein, Einsatz der Antibiotika und Wassergehalt des Schweinemastfutters. Dazu kamen Untersuchungen über das Verdauungsvermögen des Silberfuchses und Nerzes. Die Phase nach der Promotion war also überwiegend der Ernährung der Nichtwiederkäuer gewidmet. Seine Arbeiten zeichneten sich schon damals durch präzise Angaben zur Versuchsmethode aus: *Kennzeichen* der MANGOLD-*Schule*.

Schon Anfang der 60er Jahre beginnt PIATKOWSKI mit dem Aufbau der Versuchsanlagen für Rinder. Zunächst ging es ihm um die Beseitigung des Kenntnisdefizits bei der Ernährung frühabgesetzter Kälber. Er erkannte nach anfänglicher Euphorie bald, daß die Unsicherheiten des sehr frühen Absetzens der Milch größer sind als häufig mitgeteilt wurde.

In den letzten 15 Jahren wandte sich PIATKOWSKI der Fütterung und Ernährung der Milchkuh zu, wobei seinen Arbeiten die Nutzung modernster Methoden inhärent war. Wenn er die Methoden in mehreren Versuchen benutzte, konnte man sicher sein, daß sie *sicher* waren. Im Mittelpunkt seiner Untersuchungen standen der NPN-Einsatz, der Strohaufschluß und die zweckmäßige Ernährung der Hochleistungskuh im postnatalen Zeitraum. Diese Arbeiten fanden nicht nur Anerkennung bei den Spezialisten, sondern auch in der Praxis. PIATKOWSKI hat die seltene Begabung, in Vorträgen seine Zuhörer wirklich zu faszinieren. Seine Aussagen galten. Dieser Wertschätzung sind auch die vielen Artikel in der „Tierzucht“ und die „agra-Broschüren“ zu danken. Den Zeichen der Zeit folgend schuf er auch Filme für die Landwirtschaft. Sein Credo legte er im Buch „*Nährstoffverwertung beim Wiederkäuer*“ nieder – ein Buch, das ich immer wieder gern zur Hand nehme. PIAT, wie er unter Eingeweihten genannt wird, hat das Wissen der Zeit in diesem Buch unter Mithilfe der Fachkollegen zusammengefaßt.

Verehrter Kollege PIATKOWSKI, die Tierernährer gratulieren Ihnen recht herzlich, sie wünschen alles Gute und keine blauen Flecken auf der Seele und am Körper sowie viel Freude bei der weiteren Suche nach Wahrheit.

A. HENNIG

ARCHIVES OF ANIMAL NUTRITION
ARCHIV FÜR TIERERNÄHRUNG

VOLUME 37 · FEBRUARY 1987 · NUMBER 2

Arch. Anim. Nutr., Berlin **37** (1987) 2, 107–120

Sektion Tierproduktion und Veterinärmedizin
der Humboldt-Universität zu Berlin, Bereich Tierernährung
(Leiter: Prof. Dr. sc. H. BERGNER)

NGUYEN THI NHAN, ANNETTE WILKE und H. BERGNER

Methodische Untersuchungen zur stoffwechselorientierten Lysinbedarfsbestimmung an Broilerküken

2. Mitteilung

Einfluß des Lysingehaltes der Diät auf die Lysin-Oxydationsrate bei 15stündigem Futterentzug vor der ^{14}C-Lysininjektion

1. Einleitung

In einem vorhergehenden Versuch (BERGNER u. a., 1987) wurde festgestellt, daß die $^{14}CO_2$-Ausscheidung aus i.v.-injiziertem L-(U)-^{14}C-Lysin von der alimentären Lysinzufuhr abhängig ist und nach Bedarfsdeckung mit Futterlysin ein Anstieg der Katabolisierung von ^{14}C-Lysin zu $^{14}CO_2$ zu verzeichnen war. Der Sättigungswert für Lysin im Aminosäurenpool bei ^{14}C-Lysin-Injektion 1,5 h nach Futterentzug lag bei 13,3 g Lysin/kg Futter-TS. Nach einer radioaktiven Markierung 5,5 h nach Futterentzug wurde dieser Wert für die gegebene Lysinstaffelung bereits bei 10,8 g Lysin/kg TS erreicht.

Mit Hilfe des hier dargestellten Versuches sollte der Einfluß eines längeren zeitlichen Abstandes von der Futtergabe geprüft werden und der im ersten Versuch ermittelte Bedarfsbereich durch engere Lysinstaffelung präzisiert werden. Als Kontrollvariante zur 1. Versuchsserie (BERGNER u. a., 1987) wurde die Prüfung der Lysin-Oxidationsrate 5,5 h nach Futterentzug mitgeführt.

2. Methodik

2.1. Tiere und Fütterung

120 in Gruppenkäfige eingestallte männliche Broilereintagsküken der Linie Tetra 726 erhielten in den ersten 6 Lebenstagen eine vollwertige Ration (Weizen 73 %, Kasein 9 %, Fischmehl 8 %, Vitaminmischung 2 %, Mineralstoffmischung 8 %, mit insgesamt 24 % Rohprotein in der Trockensubstanz [TS]). Die Raumtemperatur wurde in der ersten Lebenswoche von 28 °C auf 23 °C gesenkt. Die Fütterung erfolgte 2mal

täglich ad libitum, wobei im Verlauf des Tages bei Bedarf Futter nachgefüllt wurde. Wasser stand ebenfalls ad libitum zur Verfügung. Wie im vorhergehenden Versuch wurde das Futter breiig verabreicht (BERGNER u. a., 1987).

Nach der Vorfütterungsperiode wurden die Tiere in 8 Gruppen zu je 14 bis 15 Tieren (ein Käfig) aufgeteilt und mit einer Weizen-/Weizenglutendiät gefüttert. Die Zusammensetzung der Basisdiät ist in Tab. 1 dargestellt; Vitaminmischung und Mineralstoffmischung entsprechen den in der 1. Mitt. (BERGNER u. a., 1987) angegebenen Gehaltswerten.

Tabelle 1 (Table 1)

Zusammensetzung der Basisdiät (ohne Lysinzulage, ca. 660 EFh/kg TS)

(Composition of the basic diet, without lysine supplement, ca. 660 EF_{hen}/kg DM)

Komponente (Component)	g/kg TS (g/kg DM)
Weizen (Wheat)	726
Weizengluten (Wheat gluten)	174
Vitaminmischung (Vitamin mixture)	20
Mineralstoffmischung (Mineral mixture)	80
Rohprotein (Crude protein)	260

Zu der Basisdiät wurde in 8 Stufen Lysin-HCl bis zu einem Gehalt von 16,0 g Lysin/kg TS zugelegt. Der Lysingehalt der Basisdiät ist aus Tab. 2 zu entnehmen (dabei wurde auch für Diät 1 bereits Lysin-HCl zugelegt) und der der Versuchsdiäten aus Tab. 3. Die Aminosäurengehaltswerte der Diäten wurden nach Hydrolyse der Diäten mit 6 N HCl durch Analyse am Aminosäuren-Analysator AAA 881 (Mikrotechna ČSSR) ermittelt.

Tabelle 2 (Table 2)

Aminosäurenzusammensetzung* der Diät 1

(Amino acid composition* of diet 1)

Aminosäure (Amino acid)	g/16 g N	g/kg TS (g/kg DM)	Aminosäure (Amino acid)	g/16 g N	g/kg TS (g/kg DM)
Lys	3,19	8,3	Ala	2,56	6,7
His	1,92	5,0	Val	3,75	9,8
Arg	3,70	9,6	Ile	3,10	8,1
Asp	3,93	10,2	Leu	6,48	16 8
Thr	2,49	6,5	Tyr	2,53	6,6
Ser	4,29	11,2	Phe	4,74	12,3
Glu	31,96	83,1	Zys	3,04	7,9
Pro	9,57	24,9	Met	2,04	5,3
Gly	3,45	9,0			

* Tryptophan nicht bestimmt (Tryptophane not estimated)

Tabelle 3 (Table 3)
Lysingehalt der Versuchsdiäten
(Lysin content of the experimental diets)

Diät (Diet)	Lys (g/16 g N)	(g/kg TS)	Diät (Diet)	Lys (g/16 g N)	(g/kg TS)
1	3,19	8,3	5	4,88	12,7
2	3,62	9,4	6	5,31	13,8
3	4,04	10,5	7	5,73	14,9
4	4,46	11,6	8	6,15	16,0

2.2. Markierung mit ^{14}C-Lysin

Am Tag der Markierung mit ^{14}C-Lysin (20. bis 23. Lebenstag) erhielten die Tiere entweder morgens 30 Minuten Zugang zum Futter und die i.v.-Injektion von ^{14}C-Lysin in die Flügelvene erfolgte 5,5 h nach Futterentzug oder sie wurden abends 30 Minuten gefüttert und 15,5 h nach Futterentzug (d. h. am nächsten Morgen) radioaktiv markiert. Die Injektionslösung enthielt in physiologischer Kochsalzlösung 78 kBq/ml ^{14}C-Lysin, (L-Lysin-^{14}C-[U], 8800 MBq/mmol, UVVVR Prag). Jedem Tier wurden davon 2 ml/0,7 $kg^{0,75}$ (= 3,4 ml/$kg^{0,75}$) verabreicht. Vor dem Einsatz wurden die Aminosäuren mittels Dünnschichtchromatographie und Ermittlung der Radioaktivitätsverteilung mit dem Dünnschichtscanner (LB 2772, Fa. Prof. Dr. Berthold) auf radiochemische Reinheit überprüft. Das Ergebnis wies 86,3 % der Radioaktivität im Lysinpeak aus.

2.3. CO_2- sowie $^{14}CO_2$-Messung

Zur CO_2-Absorption befanden sich die Tiere in für Respirationsversuche eingerichteten Exsikkatoren, durch die mit Membranpumpen Luft gesaugt wurde (s. 1. Mitt., BERGNER u. a., 1987). Auf der Ausgangsseite befand sich eine Waschflasche mit 40 ml Absorptionslösung (Äthanolamin-Methanol, 1:4,2). Nach Injektion von ^{14}C-Lysin kamen die Küken sofort in die Exsikkatoren. Die CO_2-Absorption erfolgte über 4 h, dabei wurden die Absorptionsgefäße stündlich gewechselt und mit Methanol auf 50 ml aufgefüllt. Die CO_2-Bestimmung erfolgte nach Ausfällen als $BaCO_3$ durch Zusatz von $BaCl_2$ und Titration des unverbrauchten Äthanolamins mit 0,1 N HCl. Die Radioaktivitätsbestimmung des $^{14}CO_2$ in der Absorptionslösung wurde mit Hilfe des Flüssigkeitsszintillationsspektrometers Tricarb 3380 (Fa. Packard, USA) vorgenommen. Dabei wurden 3 ml Absorptionslösung mit 10 ml Szintillatorcocktail (0,6 g POPOP; 5,5 g PPO und 75 g Naphthalin in 500 ml Toluol gelöst, Methylglykol ad 1000 ml) versetzt. Die Radioaktivität wird in Zerfällen je Minuten angegeben (DPM).

2.4. Biostatistische Auswertung

In den Ergebnistabellen wird zu den Mittelwerten der mittlere Fehler des Mittelwertes ($m\bar{x}$) angegeben. Signifikante Unterschiede zwischen den Gruppen wurden mittels t-Test errechnet. Die signifikanten Unterschiede zwischen den Gruppenmitteln sind in den Tabellen mit Buchstabenindizes gekennzeichnet. Ungleiche Buchstaben bedeuten statistisch gesicherte Unterschiede ($P < 0,05$), gleiche Buchstaben nichtsignifikante Unterschiede. Ein zusätzlicher Zahlenindex zu den Buchstabenindizes bezeichnet die Gruppennummer, zu der trotz verschiedener Buchstabenindizes keine Signifikanz besteht.

3. Ergebnisse und Diskussion

3.1. Entwicklung der Lebendmasse während der Versuchsfütterung

Die Entwicklung der Lebendmasse ist in Tab. 4 und Abb. 1 verzeichnet. Hierbei ist zu beobachten, daß bereits 3 Tage nach Beginn der Versuchsfütterung die Lysinzulagen statistisch gesicherte Unterschiede in der Lebendmassezunahme der Fütterungsgruppen bewirkten. Die deutlich höheren Zunahmen der Gruppen 3 bis 7 gegenüber Gruppe

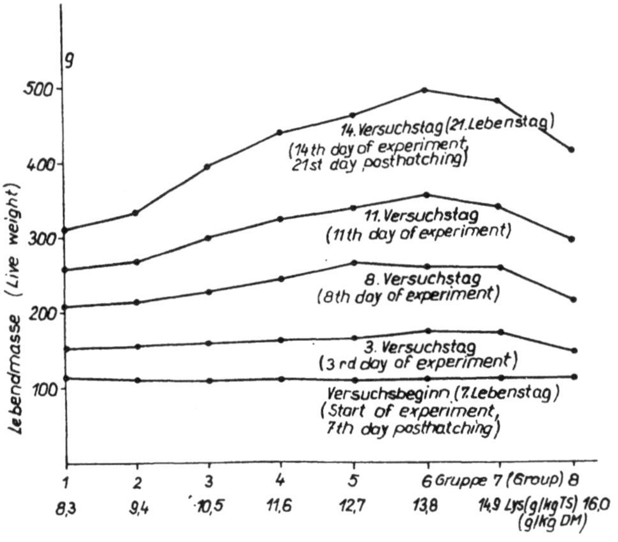

Abb. 1 (Fig. 1). Lebendmassezunahme der Broilerküken während 14tägiger Fütterung von Diäten mit differenziertem Lysingehalt (Weight gain of broiler chickens during feeding of diets different in lysine content for a period of 14 days).

1, 2 und 8 waren bis Versuchsende soweit differenziert, daß die Lebendmassezunahme der Gruppe 6 (13,8 g Lysin/kg TS) mit 27 g/d außer zur Gruppe 7 statistisch gesichert am höchsten war. In dem hier dargelegten und im vorangegangenen Versuch (1. Mitt., BERGNER u. a., 1987) wurden gut übereinstimmend mit 13,8 bzw. 13,3 g Lysin/kg TS die besten Tageszunahmen erreicht, jedoch im vorangegangenen Versuch 20,9 g/Tier und im hier dargestellten Versuch 27,0 g/Tier. Da der vorangegangene Versuch im Dezember und der vorliegende Versuch im Juni stattfand, ist zu vermuten, daß die Differenzen in der Lebendmassezunahme auf einen unterschiedlichen hormonellen Status der Tiere im Winter und Sommer zurückzuführen ist. Insbesondere auch aus dem Grund, da es keinen Hinweis darauf gibt, daß die hier eingesetzten Diäten besser zusammengesetzt gewesen sein sollten als im Versuch zuvor. HEWITT und LEWIS (1972, zit. PINGEL und JEROCH, 1980) stellten bei optimaler Lysinversorgung bei Broilerküken im Alter von 7 bis 21 Tagen eine tägliche Lebendmassezunahme von 22 g fest, wenn 580 EFh/kg im Futter enthalten waren. Bei Steigerung des Energieange-

Tabelle 4 (Table 4)

Mittlere Lebendmasse und tägliche Lebendmassezunahme der Versuchsgruppen während der 14tägigen Versuchsfütterung

(Mean live weight and daily gain of the experimental groups during an experimental feeding for 14 days)

Gruppe (Group)	Lys (g/kg TS) (g/kg DM)	Lebendmasse (g) am (Live weight (g) at the) 7. Tag (7th day)	10. Tag (10th day)	15. Tag (15th day)	18. Tag (18th day)	21. Tag (21st day)	Mittlere tägliche Lebendmassezunahme (g) (Mean daily weight gain, g)
1	8,3	$114 \pm 2{,}4$	$155 \pm 3{,}0^{a}$	$210 \pm 5{,}1^{a}$	$263 \pm 8{,}5^{a}$	$313 \pm 9{,}3^{a}$	$14{,}6 \pm 0{,}69^{a}$
2	9,4	$114 \pm 3{,}5$	$156 \pm 4{,}4^{a}$	$217 \pm 7{,}5^{a}$	$271 \pm 10{,}4^{a8}$	$339 \pm 14{,}3^{a}$	$16{,}0 \pm 1{,}05^{b}$
3	10,5	$114 \pm 2{,}3$	$160 \pm 3{,}5^{b}$	$234 \pm 6{,}4^{b4}$	$302 \pm 8{,}9^{b}$	$399 \pm 14{,}3^{b}$	$20{,}4 \pm 1{,}04^{c}$
4	11,6	$114 \pm 2{,}4$	$161 \pm 3{,}2^{b}$	$248 \pm 5{,}2^{c3}$	$328 \pm 7{,}3^{c}$	$444 \pm 9{,}6^{c}$	$23{,}5 \pm 0{,}71^{d8}$
5	12,7	$113 \pm 3{,}3$	$170 \pm 5{,}5^{b6,7}$	$265 \pm 5{,}4^{d6;7}$	$341 \pm 5{,}5^{c6}$	$463 \pm 10{,}1^{c7}$	$25{,}0 \pm 0{,}76^{d7}$
6	13,8	$114 \pm 4{,}5$	$177 \pm 4{,}3^{c5}$	$262 \pm 5{,}3^{c5}$	$358 \pm 7{,}3^{d5,7}$	$492 \pm 7{,}2^{d}$	$27{,}0 \pm 0{,}60^{e}$
7	14,9	$114 \pm 2{,}2$	$170 \pm 3{,}2^{c5}$	$258 \pm 4{,}6^{c5}$	$340 \pm 5{,}8^{c6}$	$481 \pm 6{,}3^{d5}$	$26{,}2 \pm 0{,}48^{e5}$
8	16,0	$115 \pm 2{,}1$	$150 \pm 2{,}7^{a}$	$215 \pm 5{,}4^{a}$	$297 \pm 7{,}1^{b2}$	$417 \pm 8{,}7^{b}$	$21{,}6 \pm 0{,}64^{c4}$

Unterschiedliche Buchstabenindizes der Mittelwerte bezeichnen signifikante Unterschiede zwischen den entsprechenden Gruppen ($P < 0{,}05$). Zusätzliche Zahlenindizes geben an, daß zur Nummer der Vergleichsgruppe trotz unterschiedlicher Buchstabenindizes kein signifikanter Unterschied besteht.

(Different index letters of the mean values denote significant differences between the respective groups [$P < 0{,}05$]. Additional index numbers indicate that there is no significance to the compared group despite of different index letters).

botes auf 660 EFh/kg war im gleichen Altersabschnitt die Lebendmassezunahme auf 26 g/d erhöht, was dem Ergebnis dieses Versuches entspricht.

Die um 29 % höhere Wachstumsleistung im hier dargestellten Versuch dürfte zudem die Ursache dafür sein, daß hier der intermediäre Stoffwechsel auf eine Lysinimbalanz (Lysinüberschuß) empfindlicher reagierte als zuvor und eine Wachstumsdepression bereits bei 16 g Lysin/kg TS auftrat.

3.2. CO_2-Ausscheidung

Der Lysingehalt der Diäten hatte während des Zeitraums der CO_2-Sammlung keinen Einfluß auf die CO_2-Ausscheidung. Die mittlere stündliche CO_2-Ausscheidung der Gruppen 1 bis 8 betrug 53,7 bis 62,2 bzw. 55,9 bis 61,3 mmol $CO_2/kg^{0,75}$ (Messung 5,5 bzw. 15,5 h nach Futterentzug, Tab. 5).

Da zwischen den Gruppen mit unterschiedlichem Diätgehalt an Lysin zu keinem Meßzeitpunkt gerichtete Veränderungen in der CO_2-Ausscheidung bestanden, wurde auf eine Einzeldarstellung der Ergebnisse verzichtet.

Die CO_2-Messung 5,5 bis 9,5 und 15,5 bis 19,5 h nach Futterentzug ergab Werte von 56,8 bzw. 58,5 mmol $CO_2/kg^{0,75} \cdot h$ im Mittel aller Gruppen. Es war kein Einfluß der Zeit des Futterentzuges auf die CO_2-Ausscheidung festzustellen.

Bei vergleichbarem Abstand zur Fütterung im vorangegangenen Versuch (1. Mitt., BERGNER u. a., 1987) und den hier dargestellten Werten, d. h. 5,5 bis 9,5 h nach Futterentzug, ist die CO_2-Ausscheidung der Tiere im ersten Versuch bemerkenswert ge-

Tabelle 5 (Table 5)
Mittlere stündliche CO_2-Ausscheidung (mmol CO_2/kg)^{0,75} 5,5 bis 9,5 sowie 15,5 bis 19,5 Stunden nach Futterentzug bei Fütterung von Diäten mit gestaffeltem Lysingehalt (Mean CO_2-excretion per hour (mmol CO_2/kg)$^{0.75}$ 5.5 to 9.5 as well as 15.5 to 19.5 hours after feed withdrawal and feeding of diets different in lysine content)

Gruppe (Group)	Lys (g/kg TS) (g/kg DM)	Mittlere stündliche CO_2-Ausscheidung (Mean CO_2-excretion per hour) Zeit nach Futterentzug (h) (Time after feed withdrawal, h) 5,5–9,5	15,5–19,5
1	8,3	57,9	61,2
2	9,4	62,2	60,2
3	10,4	56,3	59,0
4	11,6	55,2	59,4
5	12,7	55,6	57,3
6	13,8	55,4	57,3
7	14,9	53,7	57,4
8	16,0	57,1	55,9
$\bar{x} \pm m\bar{x}$ Gruppen 1–8 (Groups 1 to 8)		56,8 ± 0,91	58,5 ± 0,63

ringer als im vorliegenden (50,4 gegenüber 56,8 mmol CO_2/kg^{0,75} · h im Mittel aller Gruppen). Dies kann im Zusammenhang mit der höheren Zunahmeleistung der Tiere in diesem Versuch stehen, da bei einer höheren Eiweiß- und Fettsyntheseleistung auch die ATP-Bildung vermehrt sein muß, was zu einem höheren CO_2-Anfall in der Atmungskette führt.

3.3. $^{14}CO_2$-Ausscheidung

Im Absorptionszeitraum von 0 bis 4 Stunden nach der ^{14}C-Lysin-Injektion umfaßte die $^{14}CO_2$-Ausscheidung aller Versuchsgruppen bei Messung ab 5,5 h nach Futterentzug 4,6 bis 13,6 % der verabreichten Radioaktivitätsdosis (Tab. 6, Abb. 2A). Ab Lysingehaltswerte von über 11,6 g/kg TS kam es zu einem kontinuierlichen Anstieg der $^{14}CO_2$-Ausscheidung auf 13,6 % (Gruppe 7). Aus Abb. 2A ergibt sich ein Sättigungswert für Lysin im Aminosäurenpool von 11,6 g Lysin/kg TS. Dieser Wert stimmt mit den Ergebnissen des vorhergehenden Versuchs (1. Mitt., BERGNER u. a., 1987) dahingehend überein, daß dort bei weniger eng gestaffelten Lysingehaltswerten dieser Sättigungswert zwischen 10,8 und 13,8 g Lysin/kg TS lag. Bei identischer Zeit der Markierung nach Futterentzug (5,5 h) in diesem und im vorhergehenden Versuch kann man den Bedarfswert des intermediären Stoffwechsels durch engere Staffelung der Lysingaben auf 11,6 g Lysin/kg TS (= 4,5 % Lysin im Rohprotein) präzisieren.

Im Fall der Markierung 15,5 h nach Futterentzug schwankte die $^{14}CO_2$-Ausscheidung von 9,1 bis 16,2 % der Dosis innerhalb von 4 h und die höchsten Radioaktivitäts-

Tabelle 6 (Table 6)

$^{14}CO_2$-Ausscheidung (in % der Dosis) nach i.v.-Injektion von ^{14}C-Lysin 5,5 h nach Futterentzug und vorhergehender Verfütterung von Diäten unterschiedlichen Lysingehalts über 14 Tage

($^{14}CO_2$ excretion in % of the dose after i.v.-injection of ^{14}C-lysine 5.5 hours after feed withdrawal and previous feeding of diets different in lysine content for 14 days)

Gruppe (Group)	Lys (g/kg TS) (g/kg DM)	$^{14}CO_2$-Ausscheidung in % der Dosis ($^{14}CO_2$-excretion in % of the dose) Stunden nach Markierung (Hours after labelling) 0–1	0–2	0–3	0–4
		Stunden nach Futterentzug (Hours after feed withdrawal) 5,5–6,5	5,5–7,5	5,5–8,5	5,5–9,5
1	8,3	2,8 ± 0,51	4,8 ± $0,79^{a5,6,8}$	6,1 ± $0,94^{a5,6,8}$	7,2 ± $1,03^{a5,6,8}$
2	9,4	2,0 ± $0,28^{a}$	3,3 ± $0,29^{a}$	4,5 ± $0,39^{a}$	5,5 ± $0,49^{a}$
3	10,5	2,9 ± 0,58	4,8 ± 1,00	6,0 ± $1,27^{a5,6,8}$	7,3 ± $1,34^{a5,6,8}$
4	11,6	1,9 ± $0,34^{a}$	2,5 ± $0,15^{b}$	3,8 ± $0,28^{a}$	4,6 ± $0,30^{a}$
5	12,7	3,2 ± $0,24^{b}$	5,7 ± $0,29^{b1,6,7,8}$	7,5 ± $0,43^{b1-3}$	8,9 ± $0,55^{b1,3}$
6	13,8	4,6 ± $0,92^{b}$	7,6 ± $1,56^{c1,5}$	9,6 ± $1,98^{b1,3}$	11,1 ± $2,20^{b1,3,7}$
7	14,9	5,4 ± $1,13^{b}$	9,0 ± $1,58^{c5}$	11,7 ± $1,82^{b}$	13,6 ± $1,96^{c6,8}$
8	16,0	4,0 ± $0,79^{b}$	7,2 ± $1,23^{c1,5}$	9,4 ± $1,52^{b1,3}$	10,8 ± $1,78^{b1,3,7}$

Unterschiedliche Buchstabenindizes der Mittelwerte bezeichnen signifikante Unterschiede zwischen den entsprechenden Gruppen ($P < 0,05$). Zusätzliche Zahlenindizes geben an, daß zur Nummer der Vergleichsgruppe trotz unterschiedlicher Buchstabenindizes kein signifikanter Unterschied besteht.

(Different index letters of the mean values denote significant differences between the respective groups [$P < 0.05$]. Additional index numbers indicate that there is no significance to the compared group despite of different index letters).

ausscheidungen ergaben sich bei vorhergehender Fütterung mit Diäten niedrigen Lysingehaltes (Tab. 7, Abb. 2B).

Zum Lysingehalt der Diät bestand aber keine gerichtete Abhängigkeit. Die Ursache kann darin gesehen werden, daß es beim Geflügel nach längerer Nüchterung zu einem Anstieg des freien Lysins im Blutplasma und in der Leber kommt (BOOMGAARDT und McDONALD, 1969; STEPHENS und EVANS, 1971; JAHREIS und GRUHN, 1978). Die gemessenen $^{14}CO_2$-Ausscheidunggswerte 16 bis 20 h nach letzter Fütterung repräsentieren somit schon den Lysinabbau aus dem Katabolismus der Körperproteine im Nüchterungszustand und stehen nicht mehr in Beziehung zum Versorgungsniveau über die Diät.

3.4. Spezifische Radioaktivität des CO_2

Nach 5,5 h Futterentzug und 4stündiger Absorptionszeit lag die spezifische Radioaktivität des CO_2 der Gruppen 1 bis 8 zwischen 2,6 bis 7,9 und nach 15,5 h Futterentzug zwischen 4,6 bis 8,7 DPM · 10^3/mmol CO_2 (Tab. 8 und 9, Abb. 3A und B).

Vergleicht man den vorhergehenden Versuch (1. Mitt., BERGNER u. a., 1987) mit dem hier dargestellten, so ist festzustellen, daß die Verlängerung der Zeit des Futterentzuges von 1,5 auf 5,5 h vor der ^{14}C-Lysin-Injektion bei Lysinunterversorgung oder normgerechter Versorgung keine Erhöhung der spezifischen Radioaktivität des CO_2 bewirkte. Dagegen verursachte die Verlängerung der Nüchterungszeit von 5,5 auf

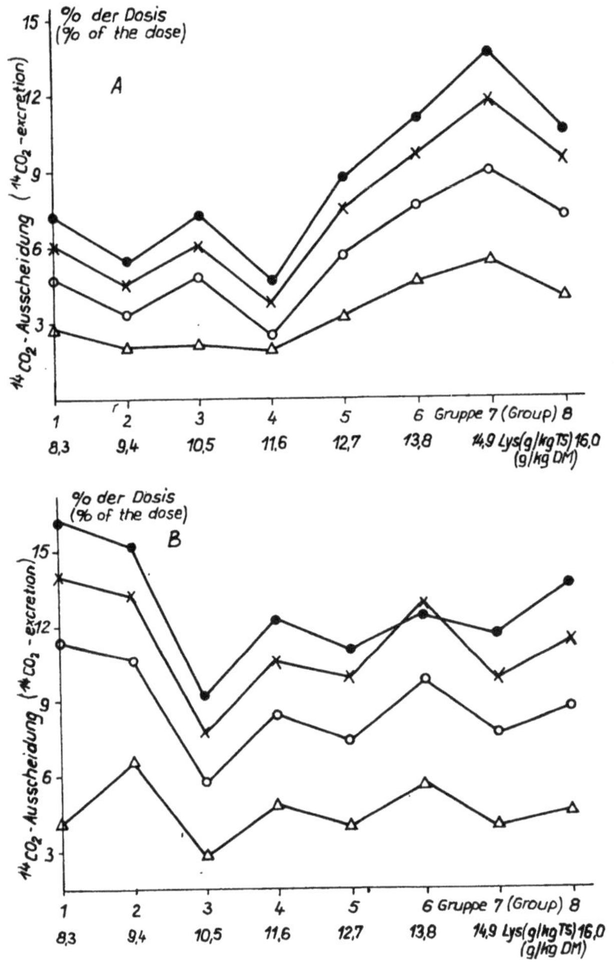

Abb. 2 (Fig. 2). $^{14}CO_2$-Ausscheidung (in $^0/_0$ der Dosis)nach i.v. Injektion von ^{14}C-Lysin und vorhergehender Fütterung von Diäten mit unterschiedlichem Lysingehalt
2A: Injektion 5,5 h nach Futterentzug
2B: Injektion 15,5 h nach Futterentzug
(△0 bis 1 h; ○0 bis 2 h; ×0 bis 3 h und ●0 bis 4 h nach Markierung)
($^{14}CO_2$-excretion in $^0/_0$ of the dose after i.v. injection of ^{14}C-lysine and previous feeding of diets different in lysine content
2A: Injection 5.5 hours after feed withdrawal
2B: Injection 15.5 hours after feed withdrawal
[△0 to 1 hr; ○0 to 2 hrs; ×0 to 3 hrs and ●0 to 4 hrs after labelling]).

15,5 h bei 4stündiger Absorptionszeit in Gruppe 1 eine Steigerung der spezifischen Radioaktivität des CO_2 auf das 2,3- und in Gruppe 2 auf das 2,7fache (beide Gruppen mit Lysinunterversorgung). Es ist zu schlußfolgern, daß auch der auf Lysinunterversorgung angepaßte Aminosäurenpool nach einem Futterentzug von 15,5 bis 19,5 h (Meßzeitraum) das trägerfreie Lysin weniger benötigt und mit verdoppelter Intensität gegenüber Gruppe 3 das ^{14}C-Lysin katabolisiert und als $^{14}CO_2$ eliminiert.

Der steilste Anstieg der spezifischen Radioaktivität wurde 5,5 h nach Futterentzug bei Verabreichung der Diäten mit 11,6 bis 14,9 g Lysin/kg TS erreicht. Somit konnten der vorher genannte Lysin-Sättigungswert des Aminosäurenpools von 11,6 g Lys/kg TS auch durch die spezifische Radioaktivität des CO_2 bestätigt werden. Nach einem Futterentzug von 15,5 h vor der ^{14}C-Lysin-Injektion werden die Ergebnisse der spezifischen Radioaktivität des CO_2 vermutlich ebenso wie die $^{14}CO_2$-Ausscheidung in Prozent der verabreichten Dosis vom Anstieg der Konzentration freien Lysins während der Nüchterung bestimmt. Die niedrigere spezifische $^{14}CO_2$-Aktivität bei Steigerung des Lysingehaltes in der Diät über 13,8 g/kg TS deutet wiederum auf eine Über-

Tabelle 7 (Table 7)

$^{14}CO_2$-Ausscheidung in % der Dosis nach i.v.-Injektion von ^{14}C-Lysin 15,5 h nach Futterentzug und vorhergehender Verfütterung von Diäten unterschiedlichen Lysingehalts über 14 Tage

($^{14}CO_2$-excretion in % of the dose after i.v.-injection of ^{14}C-lysine 15.5 hours after feed withdrawal and previous feeding of diets different in lysine content for 14 days)

Gruppe (Group)	Lys (g/kg TS) (g/kg DM)	$^{14}CO_2$-Ausscheidung in % der Dosis ($^{14}CO_2$-excretion in % of the dose) Stunden nach Markierung (Hours after labelling)			
		0–1	0–2	0–3	0–4
		Stunden nach Futterentzug (Hours after feed withdrawal)			
		15,5–16,5	15,5–17,5	15,5–18,5	15,5–19,5
1	8,3	4,2 ± 1,20	11,4 ± 2,05^{a}	14,0 ± 2,59	16,2 ± 2,89
2	9,4	6,6 ± 1,96	10,6 ± 3,04	13,3 ± 3,63	15,2 ± 4,04
3	10,5	2,9 ± 0,47	5,8 ± 1,04^{b}	7,6 ± 1,37	9,1 ± 1,62
4	11,6	4,8 ± 1,55	8,4 ± 2,57	10,6 ± 3,15	12,3 ± 3,58
5	12,7	4,1 ± 0,25	7,4 ± 0,18	9,8 ± 0,29	11,6 ± 0,39
6	13,8	5,6 ± 1,26	9,8 ± 2,10	12,9 ± 2,66	12,4 ± 1,46
7	14,9	4,1 ± 0,37	7,7 ± 0,63	9,8 ± 0,81	11,7 ± 0,92
8	16,0	4,6 ± 0,63	8,7 ± 0,78	11,4 ± 1,05	13,6 ± 1,21

Unterschiedliche Buchstabenindizes der Mittelwerte bezeichnen signifikante Unterschiede zwischen den entsprechenden Gruppen ($P < 0{,}05$). Zusätzliche Zahlenindizes geben an, daß zur Nummer der Vergleichsgruppe trotz unterschiedlicher Buchstabenindizes kein signifikanter Unterschied besteht.

(Different index letters of the mean values denote significant differences between the respective groups [$P < 0.05$]. Additional index numbers indicate that there is no significance to the compared group despite of different index letters).

Tabelle 8 (Table 8)

Spezifische Radioaktivität des CO_2 (DPM · 10^3/mmol CO_2) nach i.v.-Injektion von ^{14}C-Lysin 5,5 h nach Futterentzug und vorhergehender 14tägiger Fütterung von Diäten unterschiedlichen Lysingehaltes

(Specific radioactivity of CO_2 (DPM · 10^3/mmol CO_2) after i.v.-injection of ^{14}C-lysine 5.5 hours after feed withdrawal and previous feeding of diets different in lysine content for 14 days)

Gruppe (Group)	Lys (g/kg TS) (g/kg DM)	Spezifische Radioaktivität des CO_2 (Specific radioactivity of CO_2) (DPM · 10^3/mmol CO^2) Stunden nach Markierung (Hours after labelling)			
		0–1	0–2	0–3	0–4
		Stunden nach Futterentzug (Hours after feed withdrawal)			
		5,5–6,5	5,5–7,5	5,5–8,5	5,5–9,5
1	8,3	5,6 ± 1,19^{a5,6}	4,9 ± 0,92^{a5,6,8}	4,4 ± 0,80^{a5,6,8}	3,8 ± 0,64^{a5,6,8}
2	9,4	4,3 ± 1,06^{a5}	3,4 ± 0,49^{a}	3,1 ± 0,40^{a}	2,9 ± 0,32^{a}
3	10,5	6,4 ± 1,64	5,3 ± 1,20^{a5,6,8}	4,4 ± 0,93^{a5,6,8}	4,0 ± 0,83^{a5,6,8}
4	11,6	4,1 ± 0,62^{a}	3,1 ± 0,18^{a}	2,8 ± 0,81^{a}	2,6 ± 0,08^{a}
5	12,7	6,6 ± 0,71^{b1,2}	6,3 ± 0,40^{b1,3}	5,5 ± 0,25^{b1,3}	5,0 ± 0,18^{b1,3}
6	13,8	9,9 ± 1,82^{b1}	8,0 ± 1,39^{b1,3}	6,9 ± 1,25^{b1,3}	6,0 ± 1,10^{b1,3,7}
7	14,9	13,0 ± 2,71^{b}	10,6 ± 1,89^{b}	9,0 ± 1,36^{b}	7,9 ± 1,15^{c6,8}
8	16,0	8,9 ± 2,10	8,0 ± 1,62^{b1,3}	6,8 ± 1,28^{b1,3}	5,9 ± 1,09^{b1,3,7}

Unterschiedliche Buchstabenindizes der Mittelwerte bezeichnen signifikante Unterschiede zwischen den entsprechenden Gruppen ($P < 0{,}05$). Zusätzliche Zahlenindizes geben an, daß zur Nummer der Vergleichsgruppe trotz unterschiedlicher Buchstabenindizes kein signifikanter Unterschied besteht.

(Different index letters of the mean values denote significant differences between the respective groups [$P < 0.05$]. Additional index numbers indicate that there is no significance to the compared group despite of different index letters).

Tabelle 9 (Table 9)

Spezifische Radioaktivität des CO_2 (DPM · 10^3/mmol CO_2) nach i.v.-Injektion von ^{14}C-Lysin 15,5 h nach Futterentzug und vorhergehender 14tägiger Fütterung von Diäten unterschiedlichen Lysingehalts
(Specific radioactivity of CO_2 (DPM · 10^3/mmol CO_2) after i.v.-injection of ^{14}C-lysine 15.5 hours after feed withdrawal and previous feeding of diets different in lysine content for 14 days)

Gruppe (Group)	Lys (g/kg TS) (g/kg DM)	Spezifische Radioaktivität des CO_2 (Specific radioactivity of CO_2) (DPM · 10^3/mmol CO_2)			
		Stunden nach Markierung (Hours after labelling)			
		0–1	0–2	0–3	0–4
		Stunden nach Futterentzug (Hours after feed withdrawal)			
		15,5–16,5	15,5–17,5	15,5–18,5	15,5–19,5
1	8,3	11,2 ± 3,09	11,9 ± 2,26^b	10,2 ± 1,95^b	8,7 ± 1,67
2	9,4	12,7 ± 3,25	10,5 ± 2,83	9,1 ± 2,44	7,9 ± 2,09
3	10,5	6,4 ± 0,78^a	6,0 ± 0,80^a	5,2 ± 0,78^a	4,6 ± 0,70^a
4	11,6	10,3 ± 3,58	8,8 ± 2,66	7,4 ± 2,27	6,4 ± 1,94
5	12,7	8,8 ± 0,51^b	8,1 ± 0,28^b	7,0 ± 0,20^b	6,3 ± 0,16
6	13,8	12,6 ± 3,18	11,0 ± 2,63	9,5 ± 2,31	8,4 ± 1,96
7	14,9	9,4 ± 0,78^b	8,3 ± 0,78	7,1 ± 0,77	6,3 ± 0,62
8	16,0	10,4 ± 1,25^b	9,8 ± 0,97^b	8,4 ± 0,72^b	7,6 ± 0,56^b

Unterschiedliche Buchstabenindizes der Mittelwerte bezeichnen signifikante Unterschiede zwischen den entsprechenden Gruppen ($P < 0{,}05$). Zusätzliche Zahlenindizes geben an, daß zur Nummer der Vergleichsgruppe trotz unterschiedlicher Buchstabenindizes kein signifikanter Unterschied besteht.
(Different index letters of the mean values denote significant difference between the respective groups [$P < 0.05$]. Additional index numbers indicate that there is no significance to the compared group despite of different index letters).

forderung der Oxydationsmöglichkeit hin. Trotzdem keine statistische Sicherung vorliegt, weisen die in Tab. 9 und Abb. 3B dargestellten Ergebnisse darauf hin, daß die verringerte Eiweißsyntheserate nach einem relativ langfristigen Nahrungsentzug (15,5 bis 19,5 h) sich den Bedingungen des Erhaltungsumsatzes annähert.

Die Lysingehaltswerte, bei denen die Katabolisierung von ^{14}C-Lysin nicht mehr proportional zum steigenden Lysingehalt der Diät erfolgte, bewirkten während der Versuchsfütterung auch eine Wachstumsdepression (Abb. 1). Demzufolge kann man bei Broilerküken ab Lysingehaltswerten von 16 g/kg TS bei 27 % Rohprotein in der Diät bereits Leistungsdepressionen durch eine Aminosäurenimbalanz beobachten, die darauf zurückzuführen sind, daß die Kapazität des Organismus, überschüssiges Lysin abzubauen, überschritten ist. Dies wurde auch durch die geringere $^{14}CO_2$-Ausscheidung gezeigt.

Bei Vergleich des durch Isotopentechnik bestimmten Sättigungswertes für Lysin bei Broilerküken im Alter von 3 Wochen (11,6 bis 12,7 g/kg TS) mit den höchsten Lebendmassezunahmen, die im vorliegenden Versuch bei einem Lysingehalt von 13,8 g/kg TS erzielt wurden (woraus ein optimaler Lysingehalt von 12,7 bis 13,8 g/kg TS im Abschnitt vom 7. bis 21. Lebenstag geschlußfolgert werden kann), erscheinen die Ergebnisse widersprüchlich. Jedoch muß man bei der Interpretation der Ergebnisse beachten, daß bei der Lysinbedarfsermittlung durch Verfolgung der Lebendmasse ein Altersabschnitt von 14 Tagen untersucht wird; es sich bei dem mittels Isotopentechnik bestimmten Bedarf jedoch um den direkten Bedarf handelt, der am Ende der 3. Lebenswoche bei einer Meßdauer von 4 Stunden ermittelt wurde. Somit ist es

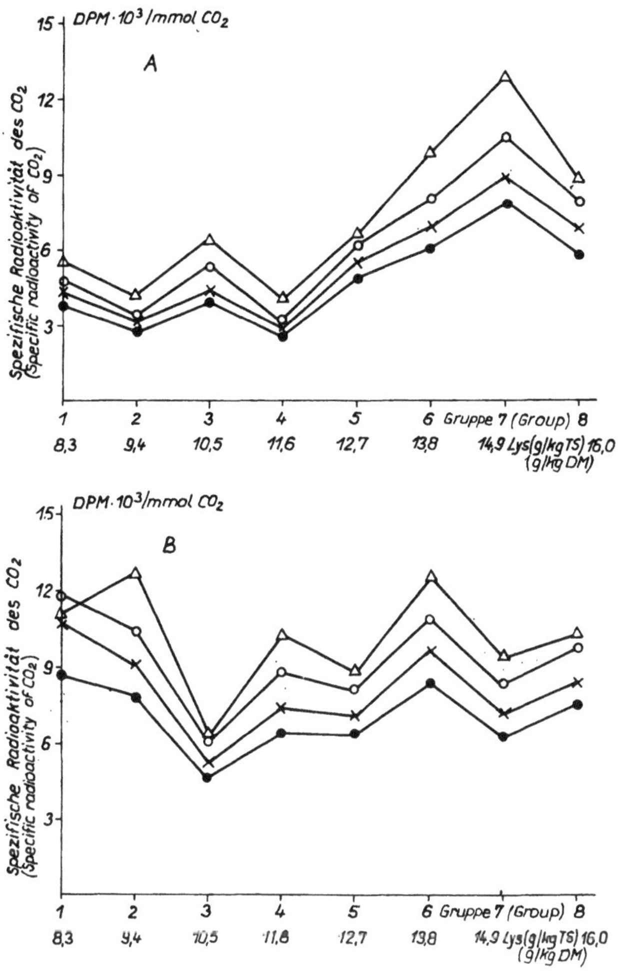

Abb. 3 (Fig. 3). Spezifische Radioaktivität des CO_2 nach i.v.-Injektion von ^{14}C-Lysin und vorhergehender Fütterung von Diäten mit unterschiedlichem Lysingehalt über 14 Tage (in DPM · 10^3/mmol CO_2)
3A: Injektion 5,5 h nach Futterentzug
3B: Injektion 15,5 h nach Futterentzug
(△0 bis 1 h; ○0 bis 2 h; ×0 bis 3 h und ●0 bis 4 h nach Markierung) (Spezific radioactivity of CO_2 after i.v. injection of ^{14}C-lysine and previous feeding of diets different in lysine content for 14 days (in DPM · 10^3/mmol CO_2)
(3A: Injection 5.5 hours after feed withdrawal
3B: Injection 15,5 hours after feed withdrawal
[△0 to 1 hr; ○0 to 2 hrs; ×0 to 3 hrs and ●0 to 4 hrs after labelling]).

wahrscheinlich, daß der Lysinbedarf vom 7. bis zum 21. Lebenstag 12,7 bis 13,8 g/kg TS beträgt, er am Ende dieses Zeitraumes aber auf 11,6 bis 12,7 g absinkt. Der geringere Lysinbedarf von Broilern mit höherem Alter wird durch die von Blair u. a. (1983) angegebenen Bedarfswerte ebenfalls verdeutlicht.

Auch durch den hier dargestellten Versuch wurde bewiesen, daß eine stoffwechselorientierte Lysinbedarfsbestimmung an Broilerküken exaktere Werte als ein Wachstumstest liefert. Dabei liegen die erzielten Resultate im Bereich der in internationalen Standards für Broilerstarterküken von 11 bis 13 g Lysin/kg TS bei 23 % Rohprotein in der Diät (Blair u. a., 1983) und stimmen ebenfalls mit Ergebnissen anderer Autoren überein, die den Lysinbedarf von Broilerküken in diesem Altersabschnitt untersuchten (McNaughton, 1978; Wünsche u. a., 1979; Petkova und Bujj Dahk, 1983; Mircheva u. a., 1984).

Der Vorteil der hier dargestellten Methodik liegt in der Präzisierungsmöglichkeit der Bedarfsbestimmung. Dabei können direkte Bedarfswerte ermittelt werden, die Fütterungseinflüsse bis hin zu tageszeitlichen Schwankungen berücksichtigen.

Zusammenfassung

Das Ziel des Versuches bestand darin, einen durch Isotopentechnik bestimmten Lysinbedarfsbereich für Broilerküken weiter einzuengen. Weiterhin wurde der Einfluß eines längeren Futterentzuges vor der ^{14}C-Lysin-Injektion auf den Lysinkatabolismus untersucht.

120 männliche Broilerküken 7 bis 21 Tage alt erhielten eine Diät auf der Basis Weizen und Weizengluten. Der Lysingehalt wurde in 8 Stufen von 8,3 bis 16,0 g/kg TS (3,2 bis 6,2 g/16 g N) durch Zulage von L-Lysin-HCl variiert. Nach der Fütterungsperiode wurde den Tieren jeder Gruppe 5,5 oder 15,5 Stunden nach Futterentzug ^{14}C-Lysin intravenös injiziert. Während der folgenden 4 Stunden wurde die $^{14}CO_2$- und CO_2-Ausscheidung gemessen.

Die höchste Lebendmassezunahme wurde in der Gruppe mit 13,8 g Lysin/kg TS beobachtet. Bei Messung der $^{14}CO_2$-Ausscheidung ab 5,5 Stunden nach Futterentzug wurde ein Anstieg der $^{14}CO_2$-Ausscheidung beobachtet, wenn der Lysingehalt der Diät 11,6 g/kg TS überstieg. Der so bestimmte Bereich für den Lysinbedarf (11,6 bis 12,7 g/kg TS mit 26 % RP in der TS) war geringer als der Lysinbedarf, der durch die Wachstumskurve ermittelt wurde (12,7 bis 13,8 g/kg TS). Dieser Widerspruch wird durch die Tatsache erklärt, daß es sich bei den Ergebnissen der stoffwechselorientierten Lysinbedarfsbestimmung um den Bedarf des gegenwärtigen Alters handelt, während das Fütterungsexperiment den Lysinbedarf der vorangegangenen Periode von 14 Tagen widerspiegelt. Bei Markierung der Tiere 15,5 Stunden nach Futterentzug bestand keine eindeutige Abhängigkeit der $^{14}CO_2$-Ausscheidung und der spezifischen Radioaktivität vom Lysingehalt in der Diät.

Резюме

Нгуйен Ти Нян, Аннетте Вильке и Х. Бергнер

Методическое исследование по направленному определению потребности на обмен веществ цыплят-бройлеров в лизине. 2-ое сообщ.: Влияние содержания лизина диеты на окисляемость лизина при 15-часовом натощаке перед инъекцией ^{14}C-лизина

Цель опытов была более уточнение потребности цыплят-бройлеров в лизине, которая раньше определилась с помощью изотопной техники. Кроме того изучали влияние длительного натощака перед инъекций ^{14}C-лизина на катаболизм лизина.

120 ♂ цыплят-бройлеров в возрасте 7–21 дня получили диету на базе пшеницы и пшеничного глютена. Содержание лизина в диете варииpовалось в 8 ступенах добавлением L-лизина-HCl от 8,3 до 16,0 г/кг сухого в-ва, т.е. от 3,2 до 6,2 г/16 г N. После кормового периода птицам каждой группы инъецировали после 5,5 или 15,5 час. натощака ^{14}C-лизином интравенозно. Затем выделения $^{14}CO_2$ и CO_2 определились в течение 4 часов.

Наивысший прирост живой массы наблюдали в группе с 13,8 г лизина/кг сухого в-ва. При измерении выделенного $^{14}CO_2$ после 5,5 час. натощака обнаружили повышение выделения $^{14}CO_2$, если содержание лизина в диете было свыше 11,6 г/кг сухого в-ва. Эти пределы для потребности в лизине (11,6 до 12,7 г/кг сухого в-ва с 26 % сырого протеина к сухому в-ву) были ниже потребности в лизине, определённой с помощью ростовой кривой (12,7 до 13,8 г/кг сихого в-ва). Это противоречие объясняется фактом, что из результатов определения направленной на обшей веществ потребности в лизине вытекает только потребность в данном возрасте, но эксперимент кормления отражается потребность лизина предыдущего 14-дневного периода.

При мечении цыплят после 15,5-часового натощака не обнаружили точную зависимость выделения $^{14}CO_2$ и специфической радиоактивности от содержащего в диете лизина.

Summary

Nguyen Thi Nhan, Annette Wilke and H. Bergner

Methodical investigations on the metabolism- oriented determination of the lysine requirement of broiler chickens

2. Influence of the dietary content on the oxidation rate of lysine after 15 hours feed withdrawal previous ^{14}C-lysine injection

This experiment was designed to narrow the estimated range for lysine requirement of broiler chickens determined by isotopic techniques. In addition the influence of a long-term feed withdrawal previous ^{14}C-lysine-injection on the lysine catabolism was investigated.

120 male broiler chickens 7 to 21 days posthatching received a diet based on wheat and wheat gluten. Lysine content was varied from 8.3 to 16.0 g/kg DM (3.2 to 6.3 g/16 g N) at 8 levels by supplementing the basal diet with L-lysine-HCl. After the feeding period animals of each group were labelled with ^{14}C-L-lysine by intravenous injection 5.5 and 15.5 hours after feed withdrawal, respectively. During the following 4 hours the excretion of $^{14}CO_2$ and CO_2 was measured.

Highest body weight gain was observed in the group with 13.8 g lysine/kg DM. In case of $^{14}CO_2$ excretion measurements starting 5.5 hours after feed withdrawal an increase of $^{14}CO_2$ excretion was observed if the lysine content of the diet exceeded 11.6 g/kg DM. This estimated range for lysine requirement (11.6 to 12.7 g/kg DM with 26 % CP in the DM) was lower compared with the lysine requirement estimated by the growth curve (12.7 to 13.8 g/kg DM). This discrepancy could be explained by the fact that the results of the metabolism oriented determination of lysine requirement represent the requirement at the actual age, while the feeding experiment reflects a mean lysine requirement of the previous period of 14 days. If the animals were labelled with ^{14}C-lysine 15.5 hours after feed withdrawal no clear response in $^{14}CO_2$ excretion and specific radioactivity of CO_2 on the dietary lysine content was observed.

Literaturverzeichnis

[1] Bergner, H., Nguyen Thi Nhan und A. Wilke: Arch. Anim. Nutr. **37**, 29 (1987)

[2] Blair, R., N. J. Daghir, H. Morimoto, V. Peter und T. G. Taylor: Nutr. Abstr. Rev. B **53**, 669 (1983)

[3] Boomgaardt, J. und B. E. McDonald: Can. J. Physiol. **47**, 392 (1969), zit. in Ber. Physiol. physiol. Chem. Pharmak. **305**, 122 (1969)

[4] JAHREIS, G. und K. GRUHN: Arch. Tierernähr. **28**, 735 (1978)
[5] McNAUGHTON, J. L., J. D. MAY, F. N. REECE und J. W. DEATON: Poult. Sci. **57**, 57 (1978)
[6] MIRČEVA, D., C. H. STANČEV, L. ANGELOVA, M. DZAROVA und B. V. ČREŠMEDŽIEV: Zivotnovdni nauki **21** (1), 78 (1984)
[7] PETKOVA, G. und L. BUJJ DAHK: Zivotnovdni nauki **20** (2), 85 (1983)
[8] PINGEL, H. und H. JEROCH: Biologische Grundlagen der industriellen Geflügelproduktion. Tierärztliche Praxis. 1. Auflage VEB Gustav Fischer Verlag Jena (1980)
[9] STEPHENS, A. G. und R. A. EVANS: Proc. Nutr. Soc. **30**, 49A (1971)
[10] WÜNSCHE, J., W. RINNE, H.-D. BOCK und W. KRACHT: Tierernähr. und Fütt. **11**, 220 (1979)

Für die sehr gute technische Assistenz bei der Versuchsdurchführung bedanken wir uns bei Frau D. Lisson.

Eingegangen: 20. Juni 1986

Anschrift der Autoren:

Dr. NGUYEN THI NHAN, Dr. ANNETTE WILKE und Prof. Dr. sc. H. BERGNER
Bereich Tierernährung der Sektion Tierproduktion und
Veterinärmedizin der Humboldt-Universität zu Berlin
Invalidenstr. 42
Berlin
1040
DDR

Arch. Anim. Nutr., Berlin 37 (1987) 2, 121–127

Sektion Tierproduktion und Veterinärmedizin der Karl-Marx-Universität Leipzig, Wissenschaftsbereich Tierernährungschemie (Leiter: Prof. Dr. sc. A. HENNIG)

K. GRUHN und HERTA GRAF

Zur Verwertung von ^{15}N-markiertem Harnstoff bei der Legehenne

8. Mitteilung

^{15}N-Inkorporation in die Aminosäuren des Oviduktes

1. Einleitung

Während in der Leber die Eidotterproteine gebildet werden, erfolgt die Synthese der Eiklarproteine im Ovidukt, insonderheit in seinem ersten Teil, dem Magnum. Die Inkorporation des ^{15}N aus dem Harnstoff in die Eiklarproteine war am ersten Tag der Harnstoff-^{15}N-Gabe nachweisbar (GRUHN und ZANDER, 1985). Während verschiedene Eiklarproteine kontinuierlich vor dem Eintreffen des Dotters synthetisiert und „labil" gespeichert werden, wird die Synthese des Ovomucins und des Ovomucoids dagegen ohne Speicherung erst zum Zeitpunkt der Eiklarsekretion (MORAN, 1969) aufgebaut. NAKAYAMA und NARITA (1977) führten zur Klärung des Mechanismus der Kettenbildung und der N-terminalen Azetylierung bei Verwendung von radioaktiv markierten Aminosäuren den Versuch durch, die kurzen Peptidfraktionen des zerkleinerten Oviduktes im Inkubationsmedium zu isolieren. Die Autoren konnten feststellen, daß das Ovidukt der Henne eine bedeutende Menge an Protein enthält, das entfernt werden konnte, ohne dabei die Zellfunktionen zu schädigen. NAKAYAMA und NARITA (1977) wiesen in 1 g frischer Eileitermasse 200 mg Protein aus, wovon 60 mg an der Außenseite des Eileiters als extrazelluläres Protein vorhanden sind. Deshalb wird die Organmasse, die Eiweißmenge und auch die Eiweißkonzentration im Ovidukt durch die Situation des Aminosäurenstoffwechsels zum Schlachtzeitpunkt des Tieres und zum anderen durch die Intensität der Eiproduktion beeinflußt. In der vorliegenden Mitteilung sollte ein Einblick in die Inkorporationsrate des markierten Stickstoffes aus Harnstoff in die einzelnen Aminosäuren des Oviduktes gewonnen werden.

2. Methodik

2.1. Versuchstiere und Fütterung

Die Versuchstiere waren 3 kolostomierte Legehennen, die sich in der Mitte der Legeperiode befanden. Die Haltung der Tiere erfolgte in Einzelkäfigen (GRUHN, 1969). Während der achttägigen Versuchszeit legten Henne 1 6 Eier, Henne 2 8 Eier und Henne 3 7 Eier.
Den Versuchstieren wurden zwei Rationen verabreicht. Zur quantitativen Aufnahme des markierten Harnstoffes, der 96,06 Atom-% ^{15}N-Überschuß ($^{15}N'$) enthielt, er-

folgte eine Tablettierung der Hälfte des zu verabreichenden Futters auf Getreide-Sojaextraktionsschrot-Fischmehl-Basis mit 2 % Harnstoff. Die zweite Teilmischung wurde ohne Harnstoff pelletiert. Von den beiden Teilrationen wurden täglich 50 g an die Hennen gefüttert. In der 14tägigen Vorperiode bekamen die Versuchstiere die gleiche Mischung mit unmarkiertem Harnstoff. Die Verfütterung der mit ^{15}N'-Harnstoff markierten Ration erfolgte 6 Tage. In der 6tägigen ^{15}N'-Applikationsperiode betrug der N-Verzehr je Henne 17004 mg, davon 2870 mg ^{15}N'. Die Ration wies einen Rohproteingehalt von 17,7 % und einen Energiegehalt von 579 EFh/kg Futter auf. 16,9 % des Gesamt-N der Ration war Harnstoff-N. Die Zusammensetzung der Rationen wurde bereits von GRUHN und ZANDER (1985) mitgeteilt.

2.2. Aufbereitung des Oviduktes und Analytik

Die Hennen wurden nach der 8tägigen Versuchszeit geschlachtet, u. a. der Eileiter entnommen, in kleine Stücke zerschnitten und mit flüssigem Stickstoff übergossen. Das tiefgefrorene Organ wurde sofort auf der Mühle pulverfein gemahlen.

Die Fällung der Proteine erfolgte mit 10%iger Trichloressigsäure (KIRCHNER und GRUHN, 1985). Die Proben wurden zwecks Aminosäurenbestimmung nach der von GRUHN und SCHUBERT (1975) mitgeteilten Methode hydrolysiert. Die präparative Trennung der Aminosäuren zur ^{15}N'-Bestimmung in den Aminosäuren wurde am Präparativzusatz des Unichrom durchgeführt. Der Stickstoff der mit Schwefelsäure aufgeschlossenen Eileiterproben sowie der der einzelnen Aminosäuren wurde in NH_4Cl überführt und der schwere Stickstoff emissionsspektrometrisch bestimmt (MEIER und MÜLLER, 1965; FAUST, 1967).

3. Ergebnisse und Diskussion

3.1. Massen und Mengen an natürlichem und schwerem Stickstoff

Da bekanntlich das Eiklar im Eileiter synthetisiert wird, besteht auch ein Zusammenhang zwischen der Eileitermasse, seiner Eiweißmenge und dem produzierten Eiklar. Henne 3 mit der höchsten Eileitermasse und Stickstoffmenge (Tab. 1) produzierte auch die höchste Stickstoffmenge mit dem Eiklar von 4690 mg, davon 84 mg ^{15}N' (GRUHN und ZANDER, 1985).

Tabelle 1 (Table 1)
^{14}N- und ^{15}N-Daten der Eileiter (^{14}N and ^{15}N content of oviducts)

Hennen-Nr. (Hen no.)	Masse (Weight) g	Tr.-Subst. (Dry matter) %	N mg/g Frisch-subst. mg N/g wet weight)	^{14}N mg	^{15}N' (^{15}N excess) Atom-%	mg	^{15}N' mg/g Tr.-Subst. (^{15}N excess mg/g DM)
1	47,24	19,26	26,14	1225	0,80	9,88	1099
2	57,42	22,01	28,79	1639	0,83	13,73	1112
3	70,46	27,40	28,12	1958	1,19	23,60	1259

Die Hennen 1, 2 und 3 inkorporierten in die produzierte Eimasse 81 mg, 129 mg bzw. 158 mg $^{15}N'$ (GRUHN und ZANDER, 1985). Analog verhält sich die $^{15}N'$-Menge im Eileiter, bei Henne 3 konnte mehr als die doppelte Menge an $^{15}N'$ im Vergleich zur Henne 1 nachgewiesen werden (Tab. 1). Das Markierungsgefälle zwischen Henne 3 und 1 besteht nicht nur beim Eileiter, sondern gilt auch für alle geprüften Follikelgrößen und kommt sowohl im Atom-% $^{15}N'$ als auch im Gehalt an $^{15}N'$ in der Einheit Trockensubstanz zum Ausdruck (GRUHN und HENNIG, 1986). Auch in der Leber und den Nieren liegt der Atom-% $^{15}N'$ der Henne 3 über dem der beiden anderen Hennen (GRUHN und ZANDER, 1986). Bei einem Vergleich dieser 3 Organe weist der Eileiter den niedrigsten Atom-% $^{15}N'$ auf. Auch bei einer Wertung des Atom-% $^{15}N'$ nach Verfütterung von $^{15}N'$-markiertem Weizen unter vergleichbaren Versuchsbedingungen konnten in der $^{15}N'$-Markierung die gleichen Relationen zwischen Nieren, Leber und Eileiter gefunden werden (GRUHN und WIEFEL, 1979; GRUHN und HENNIG, 1980).

3.2. Aminosäurengehalt und Aminosäurenmenge

Der Aminosäurengehalt des Rohproteins der Eileiter stimmt zwischen den Hennen, außer der reaktionsintensiven Aminosäure Glutaminsäure, gut überein (Tab. 2), wobei die Henne 3 mit dem größten Legedarm (Tab. 1) den niedrigsten Wert dieser Aminosäure aufweist.
Wird die Summe der analysierten, auf das Roheiweiß bezogenen Aminosäuren = 100 gesetzt, so macht die Summe der 9 essentiellen Aminosäuren von Henne 1 bis 3 =

Tabelle 2 (Table 2)
Gehalt an Aminosäuren im Rohprotein in % und ^{14}N-Mengen absolut und relativ
(Amino acid content in crude protein in % and ^{14}N amounts absolutely and relatively)

Aminosäuren (Amino acids)	Honno 1 (Hen 1) mg/ 16,67 mg N	^{14}N mg	%*	Henne 2 (Hen 2) mg N/ 16,67 mg N	^{14}N mg	%*	Henne 3 (Hen 3) mg/ 16,67 mg	^{14}N mg	%*
Lys	7,14	101,2	8,3	7,48	142,0	8,7	7,42	168,8	8,6
His	2,37	47,4	3,0	2,59	60,4	4,2	2,53	81,2	4,1
Arg	6,44	153,3	12,5	6,44	205,1	12,5	6,13	234,0	12,0
Val	6,02	53,1	4,3	5,98	70,7	4,3	5,94	84,1	4,3
Leu	7,46	58,7	4,8	7,38	77,8	4,7	7,29	92,0	4,7
Ile	4,24	33,4	2,7	4,38	46,3	2,8	4,51	57,1	2,9
Thr	4,06	35,2	2,9	4,17	48,4	3,0	4,28	59,5	3,0
Phe	4,43	27,7	2,3	4,78	40,1	2,4	5,12	51,5	2,6
Tyr	2,91	16,7	1,4	3,06	23,5	1,4	3,21	29,4	1,5
Ser	5,18	50,8	4,1	5,05	66,4	4,1	4,91	77,3	3,9
Glu	16,86	118,0	9,6	14,82	139,0	8,5	12,78	143,2	7,3
Asp	9,06	70,2	5,7	8,92	92,7	5,7	8,77	108,9	5,6
Gly	5,05	69,3	5,7	5,25	96,5	5,9	5,45	120,2	6,1
Pro	4,41	39,7	3,2	4,43	53,4	3,3	4,45	64,2	3,3
Ala	5,23	60,6	4,9	5,43	84,1	5,1	5,62	104,2	5,3

* Gesamter ^{14}N des Oviduktes = 100
(Total ^{14}N of the oviduct = 100)

49,6 %, 51,3 % bzw. 52,5 % aus. Die entsprechenden ^{14}N-Anteile liegen in der gleichen Größenordnung, wobei die Anteile des basischen Aminosäuren-N aufgrund mehrerer N-Atome im Molekül über und die des Monoaminosäuren-N unter den Relativwerten der entsprechenden Aminosäuren liegen. Die ^{14}N-Menge der einzelnen Aminosäuren steigt übereinstimmend von Henne 1 nach 3 (Tab. 2).

3.3. Atom-% ^{15}N' und Aminosäuren-^{15}N'-Menge

Der Atom-% ^{15}N' der Glutaminsäure, des Serins und Glyzins liegt bemerkenswerterweise bei allen drei Hennen am höchsten, auffällig niedrig sind Lysin und Arginin markiert (Tab. 3), auch bei drei untersuchten Muskelarten (GRUHN, 1986) erfuhren diese basischen Aminosäuren eine sehr geringe ^{15}N'-Inkorporation. Die mit Abstand höchste ^{15}N'-Menge konnte in der Glutaminsäure ermittelt werden, bei Henne 3 konnte sogar 1,43 mg ^{15}N' nachgewiesen werden.

Im Glyzinmolekül mit der kleinen Atommasse konnte die nächstgrößte ^{15}N'-Menge nachgewiesen werden. In den 15 analysierten Aminosäuren wurden vom gesamten ^{15}N' des Eileiters von Henne 1 bis 3 = 38,9 %, 32,5 % und 27,3 % nachgewiesen. Obwohl die schwefelhaltigen Aminosäuren und Tryptophan nicht analysiert wurden, macht der Nicht-Aminosäuren-^{15}N' im Mittel zwei Drittel des gesamten ^{15}N' aus, der sich in dem stoffwechselaktiven Organ Ovidukt befindet. Der Anteil des Harnstoff-^{15}N' dürfte nicht unbedeutend sein; denn im Blut konnte der Harnstoff-^{15}N' mit 6,75 Atom-% nachgewiesen werden (GRUHN und HENNIG, 1986).

Tabelle 3 (Table 3)

Atom-% ^{15}N' der einzelnen Aminosäuren sowie Aminosäuren-^{15}N'-Mengen absolut und relativ (Atom-% ^{15}N excess of the various amino acids as well as ^{15}N excess amount of the amino acids absolutely and relatively)

Aminosäuren (Amino acids)	Henne 1 (Hen 1) ^{15}N' (^{15}N excess)			Henne 2 (Hen 2) ^{15}N' (^{15}N excess)			Henne 3 (Hen 3) ^{15}N' (^{15}N excess)		
	Atom-%	µg	%*	Atom-%	µg	%*	Atom-%	µg	%*
Lys	0,10	101	1,0	0,08	114	0,8	0,13	220	0,9
His	0,38	181	1,8	0,22	153	1,1	0,30	244	1,0
Arg	0,09	138	1,4	0,13	267	1,9	0,11	258	1,1
Val	0,45	240	2,4	0,30	213	1,6	0,43	363	1,5
Leu	0,45	266	2,7	0,45	352	2,6	0,50	463	2,0
Ile	0,20	67	0,7	0,15	70	0,5	0,20	114	0,5
Thr	0,49	173	1,8	0,36	175	1,3	0,46	275	1,2
Phe	0,25	70	0,7	0,16	64	0,5	0,18	93	0,4
Tyr	0,20	33	0,3	0,14	33	0,2	0,20	59	0,2
Ser	0,62	317	3,2	0,66	441	3,2	0,70	545	2,3
Glu	0,74	880	8,9	0,66	924	6,7	0,99	1433	6,1
Asp	0,55	388	3,9	0,44	410	3,0	0,62	680	2,9
Gly	0,76	530	5,4	0,66	641	4,7	0,60	726	3,1
Pro	0,29	115	1,2	0,25	134	1,0	0,32	206	0,9
Ala	0,56	341	3,5	0,56	474	3,5	0,72	756	3,2

* gesamter ^{15}N' des Oviduktes = 100
(Total ^{15}N excess of the oviduct = 100)

3.4. Wertung der Inkorporation des Harnstoff-$^{15}N'$ in die essentiellen und nichtessentiellen Aminosäuren

Die neun essentiellen Aminosäuren haben wir zu drei Gruppen zusammengefaßt. Vergleichend beträgt der Aminosäuren-N mit natürlicher isotoper Häufigkeit der drei basischen Aminosäuren ein Viertel, der der verzweigtkettigen ein Zehntel, der Anteil des Threonins und der Aromaten macht weniger als ein Zehntel aus und der nichtessentiellen ein Drittel des gesamten Ovidukt-^{14}N. Zwischen den Hennen bestehen nur unwesentliche Unterschiede (Tab. 4).

Tabelle 4 (Table 4)

Anteile einzelner Aminosäurenfraktionen an der gesamten Aminosäuren-N-Menge im Eileiter in Prozent (Portions of different amino acid fractions of the total amount of amino acid-N in the oviduct in %)

Hennen-Nr. (Hen no.)	Aminosäurengruppen basisch (Basic)		verzweigtkettig (Branched chain)		(Groups of amino acids) Thr und Aromaten (Thr and aromatic amino acids)		nichtessentiell (Non essential)	
	^{14}N	$^{15}N'$ (^{15}N excess)	^{14}N	$^{15}N'$ (^{15}N excess)	^{14}N	$^{15}N'$ (^{15}N excess)	^{14}N	$^{15}N'$ (^{15}N excess)
1	24,6	4,3	11,9	5,8	6,5	2,8	33,4	26,0
2	25,4	3,9	11,9	4,6	6,8	2,0	32,5	22,0
3	23,7	3,1	11,9	4,0	7,2	1,8	31,6	18,4

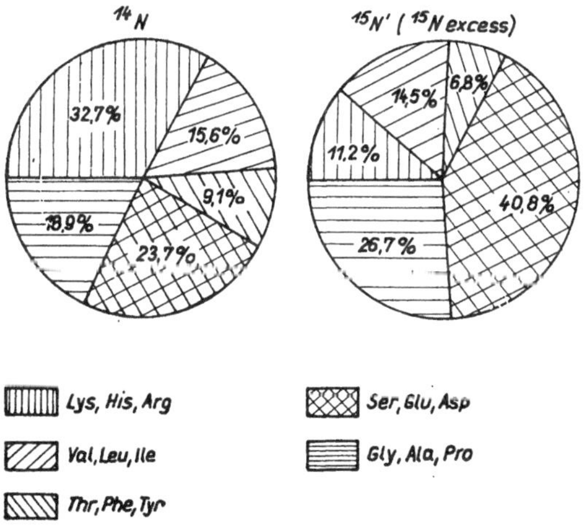

Abb. 1 (Fig. 1). Verteilung des üblichen und schweren Stickstoffs einzelner Aminosäurengruppen in % des gesamten analysierten Aminosäuren-N vom Ovidukt [Distribution of ^{14}N and ^{15}N in various amino acid groups (% of total amino acid N analysed) in the oviduct].

Dagegen sind beim schweren Stickstoff zwischen den Hennen deutlichere Unterschiede zu verzeichnen, wobei die Anteile des $^{15}N'$ am gesamten $^{15}N'$ der Henne 3 in allen Positionen am niedrigsten liegen.

Die Summe des analysierten Aminosäuren-N der drei Hennen haben wir = 100 gesetzt und jeweils drei Aminosäuren zur Gruppe zusammengefaßt. Nach dieser Darstellung macht der $^{15}N'$ der basischen Aminosäuren nur ein Drittel des ^{14}N aus (Abb. 1) Für die beiden nichtessentiellen Gruppen überwiegt deutlich der Anteil beim $^{15}N'$, wobei die sauren Aminosäuren und Serin fast den doppelten Anteil ausmachen. Der Anteil des verzweigtkettigen Aminosäuren-N ist für normalen und schweren Stickstoff gleich(Abb. 1).

Am Schluß der Arbeit soll die Frage beantwortet werden, wieviel Prozent des applizierten Harnstoff-$^{15}N'$ in den essentiellen bzw. nichtessentiellen Aminosäuren des Eileiters im Mittel der drei Versuchshennen nachgewiesen wurden. Der Anteil des essentiellen bzw. nichtessentiellen Aminosäuren $^{15}N'$ beträgt 0,06 % bzw. 0,12 %.

Zusammenfassung

3 kolostomierte Legehybriden erhielten mit einer produktionsüblichen Ration 1 % Harnstoff mit 96,06 Atom-% ^{15}N-Überschuß ($^{15}N'$) 6 Tage oral verabreicht. Der Verzehr an $^{15}N'$ betrug im Versuchszeitraum je Henne 2,87 g. Nach weiteren 2 Tagen, an denen üblicher Futterharnstoff appliziert wurde, erfolgte die Schlachtung der Tiere. Im Ovidukt erfolgte die Bestimmung des $^{15}N'$ im gesamten N und in 15 Aminosäuren. Die Markierung der Glutaminsäure, des Glyzins und des Serins liegt von den 15 Aminosäuren am höchsten und beträgt im Mittel 0,80, 0,66 bzw. 0,67 Atom-% $^{15}N'$. Im Lysin und Arginin konnten nur 0,10 bzw. 0,11 Atom-% $^{15}N'$ nachgewiesen werden. Der Aminosäuren-N mit natürlicher isotoper Häufigkeit macht bei den basischen Aminosäuren ein Viertel, bei den verzweigtkettigen ein Zehntel und den nichtessentiellen Aminosäuren (Glutaminsäure, Asparaginsäure, Serin, Glyzin, Alanin, Prolin) ein Drittel des gesamten Ovidukt-^{14}N aus. Der Anteil des $^{15}N'$ der basischen Aminosäuren an der Gesamtmenge des Ovidukt-$^{15}N'$ beträgt nur 3,6 %, der der verzweigtkettigen 4,5 und der der nichtessentiellen Aminosäuren im Mittel 21,1 %. Demnach wird der $^{15}N'$ des Harnstoffes vorwiegend für die Synthese der nichtessentiellen Aminosäuren des Eileiters genutzt.

Резюме

К. Грун и Херта Граф

По использованию мочевины, меченой ^{15}N курами-несушками. 8-ое сообщ.: Включение ^{15}N в аминокислоты яичника

3 колостомированные гибриды кур-несушек получили кроме хозяйственного рациона 1 % мочевины с 96,06 атом-% избытка ^{15}N ($^{15}N'$) орально в течение 6 дней. Потребление $^{15}N'$ по голову у куриц было 2,87 г. После ещё двух дней, когда апплицировалась нормальная кормовая мочевина, курицы убились. В яичнике определился $^{15}N'$ в общем N и в 15 аминокислотах. Мечение глютаминовой кислоты, глицина и серина являлось наивысшем от этих 15 аминокислот и составило в среднем 0,80; 0,66 и 0,67 атом-% $^{15}N'$. В лизине и в аргинине обнаружили только 0,10 и, соответственно, 0,11 атом-% $^{15}N'$. Как азот аминокислот с естественной изотопной частностью от ^{14}N общего яичника существуют четверть у основных аминокислот, десяток у разветвленных аминокислот и треть у заменимых

аминокислот (глютаминовой кислоты, аспарагиновой кислоты, серина, глицина, аланина, пролина).

Часть $^{15}N'$ составляет только 3,6 %, для раветвленных аминокислот 4,5 % и для заменимых аминокислот в среднем 21,1 %. Это значит, что $^{15}N'$ мочевины в первой очереди служит для синтеза заменимых аминокислот яйцевода.

Summary

K. GRUHN and HERTA GRAF

On the utilization of ^{15}N labelled urea in laying hens. 8. ^{15}N incorporation into the amino acids of the oviduct

3 colostomized laying hybrids received orally with a conventional ration 1 % urea with 96.06 atom-% ^{15}N excess ($^{15}N'$). over a period of 6 days. In the period of the experiment every hen consumed 2.87 g $^{15}N'$. After another 2 days, on which they received conventional feed urea, the animals were butchered. $^{15}N'$ was determined in the total N and in 15 amino acids of the oviduct. Of the 15 amino acids the labelling of glutamic acid, glycine and serine was highest and on average amounted to 0.80, 0.66 and 0.67 atom-% $^{15}N'$. In lysine and arginine only 0.10 and 0.11 atom-% $^{15}N'$ could be detected. The amino acid N with natural isotopic frequency amounted to a quarter for the basic amino acids, a tenth for the branched chain ones and for the non-essential ones (glutamic acid, aspartic acid, serine, glycine, alanine, proline) a third of the total oviduct ^{14}N, The average quota of $^{15}N'$ is only 3.6 %, that of the branched chain amino acids 4.5 and that of the non-essential ones 21.1 %. Consequently, the $^{15}N'$ of the urea is mainly used for the synthesis of the non-essential amino acids of the oviduct.

Literaturverzeichnis

[1] FAUST, H.: Isotopenpraxis **3**, 100 (1967)
[2] GRUHN, K.: Arch. Tierernähr. **19**, 71 (1969)
[3] GRUHN, K. und R. SCHUBERT: Arch. Tierernähr. **25**, 183 (1975)
[4] GRUHN, K. und P. WIEFEL: Arch. Tierernähr. **29**, 285 (1979)
[5] GRUHN, K. und A. HENNIG: Arch. Tierernähr. **30**, 783 (1980)
[6] GRUHN, K. und A. HENNIG: Arch. Tierernähr. **36**, 597 (1986)
[7] GRUHN, K. und R. ZANDER: Arch. Tierernähr. **35**, 791 (1985)
[8] GRUHN, K.: Arch. Tierernähr. **37**, 17 (1987)
[9] GRUHN, K. und R. ZANDER: Arch. Tierernähr. **36**, 1113 (1986)
[10] KIRCHNER, E. und K. GRUHN: Die Nahrung **29**, 703 (1985)
[11] MEIER, G. und G. MÜLLER: Isotopenpraxis **1**, 53 (1965)
[12] MORAN, E. T. jr.: Feedstuffs **41**, 26 (1969)
[13] NAKAYAMA, T. und K. NARITA: J. Biochem. **81**, 153 (1977)

Eingegangen: 13. Juni 1985

Anschrift der Autoren:

Dr. sc. agr. K. GRUHN und Chem.-Ing. HERTA GRAF
Sektion Tierproduktion und Veterinärmedizin
der Karl-Marx-Universität Leipzig,
Wissenschaftsbereich Tierernährungschemie Jena
Dornburger Str. 24
Jena
6900
DDR

Arch. Anim. Nutr., Berlin 37 (1987) 2, 129–136

Sektion Tierproduktion und Veterinärmedizin der Karl-Marx-Universität
Leipzig, Wissenschaftsbereich Tierernährungschemie
(Leiter: Prof. Dr. sc. agr. A. HENNIG)

K. GRUHN

Zur Verwertung von ^{15}N-markiertem Harnstoff bei der Legehenne

9. Mitteilung

Knochen, Federn und ^{15}N-Inkorporation im Restkörper

1. Einleitung

Die Prüfung der Nutzung des markierten Stickstoffes des Harnstoffs für die Legehenne war Gegenstand einzelner Versuchsreihen. Obwohl mit dem Kot nur 4,6 % des verabreichten ^{15}N-Überschusses (^{15}N′) exkretiert wurde, betrug der Anteil der über den Harn ausgeschiedenen ^{15}N′-Menge 56,9 % des verabreichten Harnstoff-^{15}N′. Da das entscheidende Kriterium der Verwertung des Stickstoffes aus fraglichen N-Verbindungen sein Einbau in die essentiellen Aminosäuren, insonderheit in Lysin ist, haben wir die Einbaurate in das Lysin von Eiklar und Eidotter (GRUHN u. a., 1986) und in das verschiedener Muskelarten geprüft (GRUHN, 1986). Es konnte festgestellt werden, daß in das Ei und die Muskulatur des Huhnes weniger als 1 % des markierten, oral verabreichten Stickstoffes in das Lysinmolekül eingebaut wurde. Auch für diese Mitteilung wurde im Restkörper die gesamte Palette an Aminosäuren bestimmt und deren ^{15}N-Markierung ermittelt.

2. Methodik

2.1. Tiermaterial, Futterzusammensetzung und Fütterung

Für den Versuch verwendeten wir 3 Legehybriden, denen nach der von GRUHN und ZIEGER (1969) beschriebenen Methode ein anus praeternaturalis angelegt wurde. Die bereits schon früher vorgestellte Ration (GRUHN u. a., 1979) basierte auf Getreide, Sojaextraktionsschrot und Fischmehl. Die Ration enthielt 1 % Harnstoff mit einem Atom-%-^{15}N-Überschuß (^{15}N′) von 96,06. Der markierte Harnstoff wurde 6 Tage gefüttert. Nach weiteren 2 Tagen erfolgte die Schlachtung der Tiere. Der Schlachtkörper wurde in die einzelnen Organe und Gewebe zerlegt. In dieser Arbeit werden die Ergebnisse für den Restkörper, die Knochen und Federn mitgeteilt.

2.2. Probenaufbereitung und Analytik

Der Restkörper (Haut, Lungen mit Luftröhre, Gallenblase mit Inhalt, Kopf mit Kamm und Kehllappen, Ständer ohne Knochen mit Ständerhaut, Pankreas und Fettgewebe) und die Knochen wurden in flüssigen Stickstoff fixiert und in einer Mühle pulverfein gemahlen. Die Federn wurden vorzerkleinert und anschließend gemahlen. In den homogenisierten Proben erfolgte die Bestimmung des Stickstoffes nach KJELDAHL; der markierte Stickstoff wurde emissionsspektrometrisch (MEIER und MÜLLER, 1965; FAUST, 1967) ermittelt.

Die Trennung der Aminosäuren erfolgte nach Hydrolyse (GRUHN und SCHUBERT, 1975) an den Aminosäurenanalysatoren AAA 881 der Firma Mikrotechna Prag und Unichrom der Firma Beckman, München. Die Präparation der Aminosäuren zur ^{15}N-Bestimmung wurde mit Hilfe des Präparativzusatzes des Unichrom durchgeführt. Der ^{15}N der Aminosäuren wurde emissionsspektrometrisch bestimmt.

3. Ergebnisse und Diskussion

3.1. Massen und Stickstoffdaten mit natürlicher isotoper Häufigkeit

Der Restkörper bestehend aus Haut, Lungen mit Luftröhre, Gallenblase mit Inhalt, Kopf mit Kamm und Kehllappen, Ständer ohne Knochen mit Ständerhaut, Pankreas und Fettgewebe, enthält Gewebe und Organe mit unterschiedlicher Stoffwechselaktivität. Nach Untersuchungen von HENNIG u. a. (1972) hat die Galle und nach GACAD u. a. (1972) auch die Lunge eine hohe N-Umsatzrate. Die ^{14}N-Menge ist bei Tier 1 und 3 gleich und bei der Henne 2 etwas höher (Tab. 1).

Die ^{14}N-Menge der gesamten Knochen der einzelnen Hennen beträgt etwa die Hälfte des ^{14}N der Muskulatur der Tiere (GRUHN, 1986). Die Befiederung war z. Zt. der Schlachtung unterschiedlich. Der Rohproteingehalt in den körperfrischen Federn beträgt von Henne 1 nach 3 80,2 %, 81,3 % und 82,2 %.

Tabelle 1 (Table 1)
Masse und ^{14}N-Menge in g von Restkörper, Knochen und Federn
(Amounts and ^{14}N content of residual carcass, bones and feathers)

Hennen-Nr. (Hen no.)	Restkörper (Residual carcass)		Knochen (Bones)		Federn (Feathers)	
		^{14}N		^{14}N		^{14}N
	g	g	g	g	g	g
1	571,3	14,309	206,2	6,808	106,0	14,168
2	529,1	16,119	290,6	8,165	68,0	9,213
3	499,8	14,304	252,6	8,353	46,0	6,297

3.2. $^{15}N'$-Markierung des Stickstoffes im Restkörper, in Knochen und in Federn

Der Restkörper liegt in der Markierung bei Henne 1 und 3 genau so hoch wie die Beinmuskulatur; bei der Henne 2 ist der Atom-% $^{15}N'$ im Restkörper etwas höher als in der Muskulatur der Schenkel (GRUHN, 1986). Übereinstimmend beträgt bei allen Hennen der $^{15}N'$-Anteil des Restkörpers 1,9 % an der applizierten Tracermenge.

Der Atom-% $^{15}N'$ der Knochen liegt im Mittel geringfügig über dem des Restkörpers (Tab. 2). Parallel zum Anstieg der Markierung steigt auch die $^{15}N'$-Menge von Henne 1 ... 3.

Bedingt durch den hohen Kollagenanteil der organischen Matrix der Knochen beobachteten SVENSSON und HÅKANSSON (1971) eine verzögerte Tracerinkorporation in das Sternum des Geflügels. Die Menge an $^{15}N'$, bezogen auf die Einheit Trok-

Tabelle 2 (Table 2)
Atom-% $^{15}N'$, $^{15}N'$-Menge in mg absolut und in der Trockensubstanz (TS)
(Atom% ^{15}N excess and amount of ^{15}N excess absolutely in mg and the content in the dry matter)

Hennen-Nr. (Hen no.)	Restkörper (Residual carcass) $^{15}N'$ Atom-%	Restkörper (^{15}N excess) mg	Restkörper mg/100 g TS (mg/100 g DM)	Knochen (Bones) $^{15}N'$ Atom-%	Knochen (^{15}N excess) mg	Knochen mg/100 g TS (mg/100 g DM)	Federn (Feathers) $^{15}N'$ Atom-%	Federn (^{15}N excess) mg
1	0,27	53,15	22,5	0,33	22,54	21,0	0,06	8,51
2	0,33	53,38	26,5	0,40	32,80	24,8	0,03	2,76
3	0,37	53,13	22,6	0,45	37,77	29,2	0,27	17,05

kensubstanz, ist bei Knochen und dem Restkörper gleich (Tab. 2), jedoch wesentlich niedriger als in der Brust-, Bein- und Herzmuskulatur (GRUHN, 1986).

Im Gegensatz zur hohen $^{15}N'$-Markierung der wachsenden Federn des Mastbroilers (GRUHN und JAHREIS, 1976) ist bei der Henne der $^{15}N'$ in den Federn kaum nachzuweisen (Tab. 2). Der relativ hohe $^{15}N'$ von 0,27 Atom-% in den Federn der Henne 3 ist auf die nachwachsenden Federn zurückzuführen; trotz der geringen Federmasse konnte – durch die hohe Markierung bedingt – in den Federn der Henne 3 die höchste $^{15}N'$-Menge nachgewiesen werden. Entsprechend den Ergebnissen der Markierung der Aminosäurengarnitur in der Leber (GRUHN u. ZANDER, 1986), der Muskulatur (GRUHN, 1986) und dem Eileiter (GRUHN und GRAF, 1987), dürften vor allem die nichtessentiellen Aminosäuren markiert sein.

3.3. Aminosäurengehalt und Aminosäurenmenge des Restkörpers

Bei einem Vergleich des Gehaltes der einzelnen essentiellen Aminosäuren in mg/16,67 mg N hat der Restkörper der Henne 1 bei einigen Aminosäuren etwas höhere Werte als der der Hennen 2 und 3. In summa beträgt der Anteil der 9 essentiellen Aminosäuren am Rohprotein von Henne 1 nach 3 37,7 %, 35,8 % und 36,5 % (Tab. 3).

Die N-Menge des Arginins liegt aufgrund seines Gehalts im Vergleich zu den anderen essentiellen Aminosäuren am höchsten; das gleiche trifft für den ^{14}N-Anteil des Arginins am gesamten ^{14}N des Restkörpers zu, der über 12 % beträgt.

Von den nichtessentiellen Aminosäuren nimmt Glutaminsäure neben Glyzin den höchsten Anteil im Roheiweiß ein. Den niedrigsten Gehalt, den niedrigsten N-Anteil, aber auch die geringste ^{14}N-Menge am gesamten Stickstoff der Restkörper lieferte die Oxyaminosäure Serin. Der Anteil der 6 nichtessentiellen Aminosäuren am gesamten Rohprotein beträgt von Henne 1 nach 3 44,6 %, 41,3 % und 45,6 %.

Tabelle 3 (Table 3)
Gehalt an Aminosäuren im Rohprotein des Restkörpers in % und ^{14}N-Mengen absolut und relativ
(Contents of amino acids in the crude protein of the residual carcass (in %) and amounts of ^{14}N, absolutely and relatively)

Aminosäuren (Amino acids)	Henne 1 (Hen 1) mg/16,67 mg N	^{14}N mg	%*	Henne 2 (Hen 2) mg/16,67 mg N	^{14}N mg	%*	Henne 3 (Hen 3) mg/16,67 mg N	^{14}N mg	%*
Lys	6,07	1001,5	7,0	6,33	1176,0	7,3	5,49	905,6	6,3
His	1,95	454,8	3,2	1,90	499,1	3,1	1,85	431,2	3,0
Arg	6,31	1746,9	12,2	6,91	2154,6	13,4	6,28	1738,2	12,2
Val	3,87	397,7	2,8	3,59	415,9	2,6	4,14	425,3	3,0
Leu	6,63	608,7	4,3	5,87	607,3	3,8	6,29	577,2	4,0
Ile	3,83	352,0	2,5	3,39	351,0	2,2	3,65	335,4	2,3
Thr	3,25	328,8	2,3	2,96	337,0	2,1	3,42	345,6	2,4
Phe	3,38	246,6	1,7	2,92	240,0	1,5	3,35	244,4	1,7
Tyr	2,37	157,7	1,1	1,88	140,9	0,9	2,04	135,7	0,9
Ser	3,37	385,6	2,7	3,05	393,5	2,4	3,50	400,2	2,8
Glu	12,11	988,4	6,9	11,13	1024,8	6,4	12,36	1008,9	7,1
Asp	7,78	703,3	4,9	6,96	709,3	4,4	7,95	718,3	5,0
Gly	9,70	1555,2	10,9	9,40	1698,7	10,5	9,79	1568,7	11,0
Pro	5,70	597,0	4,2	5,34	629,7	3,9	5,98	626,0	4,4
Ala	5,95	803,7	5,6	5,42	825,1	5,1	6,05	817,2	5,7

* Gesamter ^{14}N des Restkörpers = 100 (Total ^{14}N in the residual carcass = 100)

3.4. Atom-% ^{15}N' und Aminosäuren-^{15}N'-Menge des Restkörpers

Der Einbau des Harnstoff-^{15}N' in die einzelnen Aminosäuren ist sehr unterschiedlich. Der geringste Atom-% ^{15}N' konnte erwartungsgemäß für Lysin nachgewiesen werden. Von den essentiellen Aminosäuren ist Valin am höchsten markiert (Tab. 4).

In der Muskulatur konnte unter den lebensnotwendigen Eiweißbausteinen neben dem Threonin auch in den verzweigtkettigen Aminosäuren eine relativ hohe Inkorporation an schwerem Stickstoff nachgewiesen werden (GRUHN 1986). Die aromatischen Aminosäuren sind ebenso wie die basischen Aminosäuren nur gering markiert. Offensichtlich nehmen zu einem geringen Umfange Valin und Leuzin an Transaminierungen teil (BERGNER und KETZ 1969). Der Anteil der Aromaten von 0,5 ... 0,8 % am gesamten ^{15}N' des Restkörpers ist als bedeutungslos zu werten. Deutlich höher markiert als die essentiellen sind Serin, Glyzin und Alanin. Eine Ausnahme macht Prolin. Auf die mögliche Nutzung von NPN-Verbindungen für die Synthese von nichtessentiellen Aminosäuren haben JAMROZ und GRUHN (1974) sowie GRUHN u. a. (1979) bereits früher hingewiesen.

3.5. Verteilung der ^{14}N- und ^{15}N'-Mengen auf die Aminosäurengruppen des Restkörpers

Im ^{14}N-Anteil des Restkörpers überwiegen die basischen Aminosäuren die verzweigtkettigen erheblich (Tab. 5). Dagegen ist das Verhältnis des ^{14}N zum ^{15}N' bei den basischen Aminosäuren wesentlich weiter als bei den anderen Gruppen, was zum einen

Tabelle 4 (Table 4)

Atom-% $^{15}N'$ der einzelnen Aminosäuren sowie Aminosäuren- $^{15}N'$-Mengen absolut und relativ

(Atom % ^{15}N excess of the different amino acids as well as amounts of ^{15}N excess in amino acids, absolutely and relatively)

Aminosäuren (Amino acids)	Henne 1 (Hen 1) $^{15}N'$ (^{15}N excess) (Atom %)	µg	%*	Henne 2 (Hen 2) $^{15}N'$ (^{15}N excess) (Atom %)	µg	%*	Henne 3 (Hen 3) $^{15}N'$ (^{15}N excess) (Atom %)	µg	%*
Lys	0,04	401	0,8	0,04	471	0,9	0,03	272	0,5
His	0,07	318	0,6	0,04	200	0,4	0,10	432	0,8
Arg	0,08	1399	2,6	0,06	1294	2,4	0,07	1218	2,3
Val	0,28	1117	2,1	0,15	625	1,2	0,26	1109	2,1
Leu	0,22	1342	2,5	0,15	912	1,7	0,25	1447	2,7
Ile	0,10	352	0,7	0,07	246	0,5	0,10	336	0,6
Thr	0,16	527	1,0	0,22	743	1,4	0,23	797	1,5
Phe	0,11	272	0,5	0,10	240	0,4	0,12	294	0,6
Tyr	0,06	95	0,2	0,05	70	0,1	0,06	81	0,2
Ser	0,36	1394	2,6	0,22	868	1,6	0,41	1648	3,1
Glu	0,49	4869	9,2	0,30	3084	5,8	0,44	4460	8,4
Asp	0,26	1834	3,5	0,14	995	1,9	0,28	2017	3,8
Gly	0,27	4211	7,9	0,17	2893	5,4	0,29	4564	8,6
Pro	0,10	598	1,1	0,12	757	1,4	0,12	752	1,4
Ala	0,26	2095	3,9	0,18	1488	2,8	0,23	1884	3,5

* Gesamter $^{15}N'$ des Restkörpers = 100 (Total ^{15}N excess of the residual carcass = 100)

Tabelle 5 (Table 5)

Anteile einzelner Aminosäurenfraktionen an der gesamten Aminosäuren-N-Menge im Restkörper in Prozent

(Different fractions of amino acids as a percentage of the total amount of N in amino acids of the residual carcass)

Hennen-Nr. (Hen no.)	Aminosäurengruppen (Groups of amino acids): basische (Basic) ^{14}N	$^{15}N'$ (^{15}N excess)	verzweigtkettige (Branched chained) ^{14}N	$^{15}N'$ (^{15}N excess)	Threonin u. Aromaten (Threonine and aromatic amino acids) ^{14}N	$^{15}N'$ (^{15}N excess)	nichtessentielle (Non essential) ^{14}N	$^{15}N'$ (^{15}N excess)
1	22,4	4,1	9,5	5,3	5,1	1,7	35,2	28,2
2	23,8	3,7	8,5	3,3	4,5	2,0	32,8	18,9
3	21,5	3,6	9,4	5,4	5,1	2,2	35,9	28,8

auf den hohen N-Anteil im Molekül dieser Aminosäuren und zum anderen auf die sehr niedrige Einbaurate zurückzuführen ist.

Die Anteile der nichtessentiellen Gruppe zwischen ^{14}N und $^{15}N'$ sind relativ eng. Bei einem Vergleich zwischen den Versuchstieren fällt auf, daß insonderheit der Anteil des $^{15}N'$ der verzweigtkettigen und nichtessentiellen Aminosäuren bei Henne 2 deutlich niedriger liegt als bei den anderen Tieren; das deutet darauf hin, daß der Nicht-Aminosäuren-$^{15}N'$ im Restkörper höher markiert ist als von den Hennen 1 und 3 (Tab. 5). Zum weiteren Vergleich des ^{14}N zum $^{15}N'$ wurde der ermittelte Aminosäuren-N der drei Hennen = 100 gesetzt und der analysierte Stickstoff von jeweils drei Aminosäuren relativiert (Abb. 1). Nach dieser Darstellung macht bei den basischen Aminosäuren der Stickstoff mit natürlicher isotoper Häufigkeit ein Drittel, der markierte Stickstoff der basischen Aminosäuren nur ein Zehntel des analysierten Aminosäuren-N aus. Wie beim Eileiter (GRUHN und GRAF, 1986), stimmt auch beim Restkörper der Anteil des verzweigtkettigen Aminosäuren-N für normalen und schweren

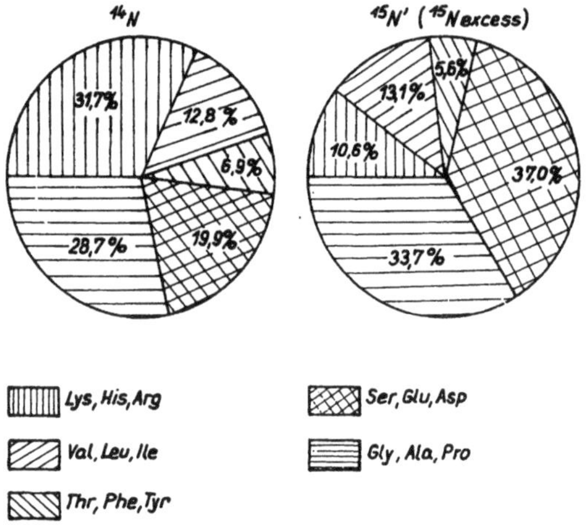

Abb. 1 (Fig. 1). Vergleich der Verteilung des üblichen und schweren Stickstoffes auf die einzelnen Aminosäurengruppen des Restkörpers in % am gesamten Aminosäuren-N (Comparison of the distribution of ^{14}N and ^{15}N on different amino acid groups of the residual carcass in % of total N in amino acids).

Stickstoff überein (Abb. 1). Die sauren Aminosäuren und Serin weisen für $^{15}N'$ einen doppelten Anteil im Vergleich zu ^{14}N aus. Insgesamt beträgt nach dieser Darstellung der ^{14}N-Anteil der 6 nichtessentiellen Aminosäuren am gesamten analysierten Aminosäuren-^{14}N-Anteil 48,6 % und am $^{15}N'$-Anteil 70,7 %.

Zusammenfassung

Zur Prüfung der Inkorporation des Stickstoffs aus ^{15}N-markiertem Harnstoff in einzelne Organe und Gewebe wurden 3 kolostomierte Legehennen nach 6tägiger Verabreichung von 1 % Harnstoff (96,06 Atom-% ^{15}N-excess) mit einer vollwertigen Ration und nach weiteren 2 Tagen applizierten üblichen Harnstoffs geschlachtet. Von Knochen, Federn und Restkörper (Haut, Lungen mit Luftröhre, Kopf mit Kamm und Kehllappen, Ständer ohne Knochen mit Ständerhaut, Pankreas und Fettgewebe) erfolgte die Bestimmung des Stickstoffes und des Atom-% ^{15}N-Überschusses ($^{15}N'$). Im Restkörper wurde die Bestimmung von 15 Aminosäuren und deren Atom-% $^{15}N'$ durchgeführt. Die Markierung war im Restkörper und den Knochen annähernd gleich und betrug im Mittel 0,37 Atom-% $^{15}N'$. In den Federn konnte eine wesentlich niedrigere relative Häufigkeit nachgewiesen werden. Im Lysin des Restkörpers wurde ein $^{15}N'$ von nur 0,04 Atom-%, im Tyrosin von 0,06, im Histidin und Arginin von 0,07 Atom-% nachgewiesen. Phenylalanin und Prolin waren mit 0,11 Atom-% $^{15}N'$

markiert. In Serin und Glutaminsäure mit über 0,30 Atom-% $^{15}N'$ erfolgte der höchste Einbau. Vom Stickstoff der 15 untersuchten Aminosäuren des Restkörpers wurde in den 6 nichtessentiellen Aminosäuren 48,6 % Stickstoff mit natürlicher isotoper Häufigkeit vom Gesamt-N des Restkörpers und vom schweren Stickstoff 70,7 % des Gesamt-^{15}N nachgewiesen. Demnach wird der Harnstoff-N bei nur sehr geringer Verwertung bevorzugt für die Synthese der nichtessentiellen Aminosäuren verwendet.

Резюме

К. Грун

По использованию мочевины, меченой ^{15}N, курами-несушками. 9-ое сообщ.: Кости, перья и включение ^{15}N в остаточное тело

Для определения включения азота из меченой ^{15}N мочевины в отдельные органы и ткани убились 3 колостомированных куры-несушки после того, когда вводился в течение 6 дней 1 % мочевины (96,06 атом-% избытка ^{15}N) вместе с полноценным рационом и потом ещё 2 дня нормальной мочевины. Содержания азота и атом-% избытка ^{15}N ($^{15}N'$) определились в костях, перах и остаточном теле (коже, лёгких с воздушной трубкой, голове с гребенем и гортаневыми долямы, ногах без костей а с кожей, поджелудочной железе и жирной тканы). В остаточном теле определилось содержание 15 аминокислот с соответствующими атом-% $^{15}N'$. Мечение остаточного тела и костей было почти одно и тоже и составило в среднем 0,37 атом-% $^{15}N'$. Относительная частота была в перах значительно ниже. $^{15}N'$ был в остаточном теле у лизина только 0,04 атом-%, у тирозина только 0,06 и у гистидина и аргинина только 0,07. Фенилаланин и пролин имели мечение от 0,11 атом-% $^{15}N'$. Наивысшее включение $^{15}N'$ обнаружили у серина и глютаминовой кислоты, где определены свыше 0,30 атом-%. От азота исследуемых 15 аминокислот в остаточном теле найдены в 6 заменимых аминокислотах 48,6 % азота с естественной изотопной частотой от общего N остаточного тела и 70,7 % тяжелого азота от общего ^{15}N.) Таким образом азота мочевины только мало используемая, и если, тогда в первой очереди для синтеза заменимых аминокислот.

Summary

K. Gruhn

On the utilization of ^{15}N labelled urea in laying hens. 9. ^{15}N incorporation into bones, feathers and remaining body

For studying the incorporation of the ^{15}N labelled urea into individual organs and tissues 3 colostomized laying hens were butchered after they had received 1 % urea (96.06 atom-% ^{15}N excess) with a high quality ration over a period of six days and after receiving conventional urea for another two days. Nitrogen and atom-% ^{15}N excess ($^{15}N'$) were determined in the bones, the feathers and the remaining body (skin, lungs and windpipe, head with comb and wattle, lower leg without bones and with skin, pancreas and fatty tissue). In the remaining body the atom-% $^{15}N'$ was determined in 15 amino acids. The labelling in the remaining body and the bones was approximately the same and averaged 0.37 atom-% $^{15}N'$. A significantly lower relative frequency could be detected in the feathers. The lysine of the remaining body contained only 0.04 atom-% $^{15}N'$, tyrosine 0.06, histidine and arginine 0.07. The phenylalanine and proline molecules were labelled with 0.11 atom-% $^{15}N'$. Most $^{15}N'$ was incorporated in serine and glutamic acid with over 0.30 atom-%. In the six non-essential amino acids out of the 15 amino acids studied, 48.6 of the non isotopic nitrogen of the total N of the remaining body and 70.7 % of the isotopic nitrogen of total $^{15}N'$ could be detected. Consequently the urea-N is mainly used for the synthesis of the non-essential amino acids, with its utilization being very low.

Literaturverzeichnis

[1] BERGNER, H. und H.-A. KETZ: Verdauung, Resorption, Intermediärstoffwechsel bei landwirtschaftlichen Nutztieren. VEB Deutscher Landwirtschaftsverlag Berlin, S. 286ff. (1969)
[2] FAUST, H.: Isotopenpraxis **3**, 100 (1967)
[3] GACAD, G., K. DIEKIE und D. MASSARO: J. appl. Physiol. **33**, 381 (1972)
[4] GRUHN, K. und M. ZIEGER: Arch. Tierernähr. **19**, 631 (1969)
[5] GRUHN, K. und R. SCHUBERT: Arch. Tierernähr. **25**, 183 (1975)
[6] GRUHN, K. und G. JAHREIS: Arch. Tierernähr. **26**, 559 (1976)
[7] GRUHN, K., G. JAHREIS und A. HENNIG: Arch. Tierernähr. **29**, 359 (1979)
[8] GRUHN, K.: Arch. Tierernähr. **37**, 47 (1987)
[9] GRUHN, K. und R. ZANDER: Arch. Tierernähr. **36**, 1113 (1986)
[10] GRUHN, K., H. GRAF und G. JAHREIS: Arch. Tierernähr. **36**, 55 (1986)
[11] GRUHN, K. und H. GRAF: Arch. Tierernähr. **37**, Heft 1 (1987)
[12] HENNIG, A., K. GRUHN und W. THELEMANN: Arch. Tierernähr. **22**, 509 (1972)
[13] JAMROZ, D. und K. GRUHN: Arch. Tierernähr. **24**, 421 (1974)
[14] MEIER, G. und G. MÜLLER: Isotopenpraxis **1**, 53 (1965)
[15] SVENSSON, S. A. und J. HÅKANSSON: Swedisch J. agric. Res. **1**, 3 (1971)

Eingegangen: 13. Juni 1985

Anschrift des Autors:

Dr. sc. K. GRUHN
Sektion Tierproduktion und Veterinärmedizin
der Karl-Marx-Universität Leipzig,
Wissenschaftsbereich Tierernährungschemie Jena
Dornburger Str. 24
Jena
6900
DDR

Arch. Anim. Nutr., Berlin 37 (1987) 2, 137–149

Sektion Tierproduktion und Veterinärmedizin der Karl-Marx-Universität Leipzig,
Wissenschaftsbereich Tierernährungschemie
(Leiter: Prof. Dr. sc. A. HENNIG)

R. ZANDER und K. GRUHN*

Die Verwertung des Rohproteins von ^{15}N-markiertem Stroh durch Broilerzuchthennen

1. Einleitung

Das Rohprotein des Getreidestrohs verdauen Wiederkäuer zu 20 %. Von Schweinen wird das Rohprotein der Hafer- und Weizenspreu zu 13 % bzw. 5 % scheinbar verdaut (AUTORENKOLLEKTIV, 1977). NEHRING (1972) gibt für die Proteinverdaulichkeit normalen und aufgeschlossenen Roggenstrohs aus Versuchen den Wert 0 an.

Bei der Prüfung der N-Verdaulichkeit von unmarkiertem Stroh in Mischrationen werden wegen der negativen Korrelation zwischen dem Rohfasergehalt und der scheinbaren N-Verdaulichkeit (SCHÜRCH, 1969; HENNIG, 1971; MEINL, 1978) zu geringe Werte erhalten. Dies beruht zumindest beim monogastrischen Tier vor allem auf dem höheren DVN-Anteil im Kot (HENNIG, 1959).

Bei der Gewinnung von ^{15}N-markierten Weizenkörnern für unsere Versuche fiel auch Stroh an. Es erschien uns daher opportun, dieses zu Aussagen über die Verdaulichkeit des N des Strohs bei Broilerhennen zu nutzen (HENNIG u. a., 1986), zumal mit markiertem Stroh bisher weder Versuche beim Wiederkäuer noch beim Schwein und Geflügel durchgeführt wurden. Da beim Wiederkäuer die Verdaulichkeit der organischen Strohsubstanz durch γ-Strahlen (2 MGy) deutlich erhöht wird, prüften wir an Broilerhennen vergleichend bestrahltes und unbehandeltes Stroh. Weiterhin wurde die Verteilung des ^{15}N-Überschusses auf die einzelnen Organe untersucht.

2. Material und Methode

Der Versuch wurde mit einjährigen, kolostomierten Broilerzuchthennen durchgeführt.

Je 5 Tiere erhielten zusätzlich zu einer Grundration 30 g ^{15}N-markiertes Strohmehl. An die Kontrolltiere (Gruppe 1) wurde unbehandeltes, an die Vergleichstiere (Gruppe 2) bestrahltes Strohmehl verfüttert (in beiden Gruppen ^{15}N-markiert). Die Strahlendosis betrug 2 MGy (BÄR u. a., 1980). Der Stickstoff des Strohmehls enthielt einen Atom-% ^{15}N-Überschuß (^{15}N') von 14,88; das entsprach einer täglichen Aufnahme von 27,52 mg ^{15}N'. Die Gesamtration enthielt 0,80 Atom-% ^{15}N'.

In der 6tägigen Vorperiode kam unmarkiertes Strohmehl zum Einsatz. Die Hauptperiode, in der ^{15}N'-Stroh verabreicht wurde, umfaßte 6 Tage. Kot und Harn wurden

* Herrn Dr. HEINZ BACH, Leiter der Chemieberatungsstelle, Halle, von den Mitarbeitern des Wissenschaftsbereiches Tierernährungschemie zum 60. Geburtstag gewidmet.

quantitativ gesammelt und im Kühlschrank aufbewahrt. Am Morgen des 7. Versuchstages erfolgte die Schlachtung der Tiere und ihre Zerlegung in einzelne Fraktionen. Für die N-Bestimmung kam die KJELDAHL-Methode zur Anwendung. Der $^{15}N'$ wurde am Isonitromat 5200 gemessen.

3. Ergebnisse und Diskussion

3.1. Markierung des Kotes und scheinbare $^{15}N'$-Verdaulichkeit

Die erste $^{15}N'$-Gabe erfolgte um 6.00 Uhr. Bereits die erste Teilprobe des Kotes (bis 9.00 Uhr) enthielt einen ^{15}N-Überschuß (Abb. 1). Es wird der Beginn der Ausscheidung der ersten Nahrungspartikel, die bei üblichen Rationen 3 Stunden nach der Fütterung im Kot erscheinen (NEHRING, 1972), unterboten. Später stieg die Markierung des Kotes in beiden Gruppen stark an. Die dritte Teilprobe des Kotes (12 ... 18.00 Uhr)

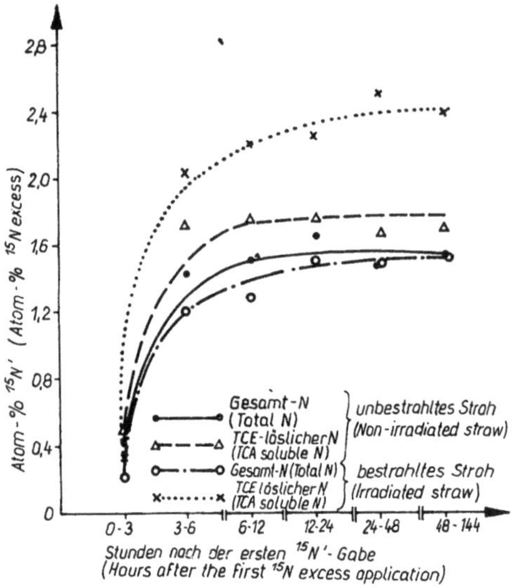

Abb. 1 (Fig. 1). Markierung des Kot-N und seiner Fraktionen in Abhängigkeit von der Versuchszeit (Time course of labelling of faecal N and its fractions).

des ersten Versuchstages charakterisiert die Markierungshöhe über den gesamten Versuchszeitraum. Die niedrigere Markierung des Kotes bei Verabreichung des bestrahlten Strohs ist die Folge der erhöhten fäkalen N-Ausscheidung (HENNIG u. a., 1986). Während in der Gruppe 1 die Markierung der TCE-löslichen N-Fraktion nur geringfügig von der des Gesamt-N abweicht, war in Gruppe 2 die TCE-lösliche N-Fraktion 1,6mal höher markiert als der Gesamt-N des Kotes (Abb. 1). Eine Ursache dafür bildet der höhere TCE-lösliche Anteil von 47 % im bestrahlten gegenüber 40 % im unbehandelten Strohmehl. Die TCE-löslichen N-Mengen in Gruppe 1 = 1270 mg ± 147 und Gruppe 2 = 1334 mg ± 100 unterscheiden sich nicht ($p > 0{,}05$); die $^{15}N'$-Mengen sind aber signifikant verschieden ($p < 0{,}05$), wodurch die Markierung dieser Fraktion in Gruppe 2 erhöht wird. Der TCE-lösliche $^{15}N'$-Anteil des Kot-$^{15}N'$ stieg von 38 % in Gruppe 1 auf 54 % in Gruppe 2 an.

Zur Berechnung der scheinbaren $^{15}N'$-Verdaulichkeit wurden die Analysendaten der 4tägigen Sammelprobe (3. ... 6. Versuchstag) zugrunde gelegt (Tab. 1).

Tabelle 1 (Table 1)
Scheinbare $^{15}N'$-Verdaulichkeit (sV) in %
(Apparent digestibility of ^{15}N excess in %, a. d. %)

	Tier-Nummer (Animal number) 1	2	3	4	5
	Gruppe 1 (Group 1)				
$^{15}N'$-Exkretion mg/Tag (Excretion of ^{15}N excess in mg/day)	13,7	15,2	13,6	13,6	14,0
sV % (a. d. %)	50,1	44,8	50,7	50,5	49,0
	Gruppe 2 (Group 2)				
$^{15}N'$-Exkretion mg/Tag (Excretion of ^{15}N excess in mg/day)	15,4	15,1	15,0	14,5	14,4
sV % (a. d. %)	44,2	45,0	45,4	47,4	47,8

Trotz des höheren TCE-löslichen N-Anteils im bestrahlten Strohmehl war dessen Verdaulichkeit schlechter ($p < 0{,}05$, Tab. 1), wobei die geringe Variation des Mittelwertes beachtlich ist.

Die Verdaulichkeit des Stroh-N ist unerwartet hoch; der Mittelwert beträgt für Gruppe 1 = 49 % und für Gruppe 2 = 46 %. Für Getreidestroh werden für Wiederkäuer wesentlich geringere Rohproteinverdaulichkeiten angegeben (FLACHOWSKY, 1976). Es muß aber darauf verwiesen werden, daß unter diesen Bedingungen die scheinbaren N- und $^{15}N'$-Verdaulichkeitswerte nicht direkt vergleichbar sind.

3.2. Markierung des Harnes

Der Harn-N ist mit maximal 0,32 Atom-% $^{15}N'$ wesentlich geringer markiert als der Kot. Bereits am 1. Versuchstag wurden zwei Drittel dieser Markierungshöhe im Harn nachgewiesen. Zwischen den Varianten bestehen weder in der Markierung des Harn- bzw. Harnsäure-N noch in der $^{15}N'$-Exkretion im Mittel der 6tägigen Sammelperiode Unterschiede (Tab. 2).

Harn- und Harnsäure-N enthalten in beiden Gruppen ebenfalls gleiche Anteile an schwerem Stickstoff, so daß in der Metabolisierung der resorbierten Stroh-N-Ver-

Tabelle 2 (Table 2)
Mittlerer Atom-% $^{15}N'$ des Harn-N und des Harnsäure-N und ihre Mengen je Tier und Tag
(Mean ^{15}N excess of urinary N and of N in uric acid per animal and day)

Gruppe 1 (Group 1) $^{15}N'$ (^{15}N excess) Atom-%		$^{15}N'$ (^{15}N excess) mg		Gruppe 2 (Group 2) $^{15}N'$ (^{15}N excess) Atom-%		$^{15}N'$ (^{15}N excess) mg	
$\bar{x}$	$s\pm$	$\bar{x}$	$s\pm$	$\bar{x}$	$s\pm$	$\bar{x}$	$s\pm$
Harn N (Urinary N)							
0,29	0,05	6,8	2,7	0,32	0,06	6,0	0,7
Harnsäure-N (N of uric acid)							
0,25	0,05	4,6	2,0	0,25	0,04	3,7	1,1

bindungen in Abhängigkeit von der Behandlung des Strohs keine Unterschiede bestehen.

Die Verabreichung des Strohmehls führte aber in beiden Gruppen zu einer signifikant ($p < 0{,}05$) geringeren Markierung des Harnsäure-N im Vergleich zum Gesamtharn-N, der nicht harnsäuregebundene N ist also wesentlich höher als die Harnsäure markiert. Daraus resultiert, daß der relative Anteil des Harnsäure-$^{15}N'$ am Harn-$^{15}N'$ mit 67 % nach Verfütterung von unbestrahltem und 61 % nach der Gabe von bestrahltem Stroh geringer ($p < 0{,}01$) ist als der Gesamt-N. Der Harnsäure-N-Anteil am Harn-N beträgt 76 bzw. 78 % und liegt damit innerhalb der Schwankungsbreite bei vergleichbaren Bedingungen (JAHREIS und GRUHN, 1979).

Der Harnsäuregehalt des Harnes ist von mehreren Faktoren wie Fütterung, Leistung, Alter und Geschlecht abhängig und schwankt zwischen 75 und 85 % (SALTER u. a., 1974; TERPSTRA und DE HART, 1974; GRUHN u. a., 1977; KROGDAHL und DAHLSGARD, 1981).

In dem von KIRCHNER (1984) durchgeführten Versuch mit $^{15}N'$-Weizen waren rund 80 % des Harn-N Harnsäure-N. Auch für den $^{15}N'$ ergaben sich die gleichen Relationen. Die Markierung der Harnsäure lag in der Tendenz über den entsprechenden Werten des Gesamt-N des Harnes, so daß von einer stärkeren Metabolisierung des Weizen-$^{15}N'$ über Harnsäure ausgegangen werden muß.

Die im Vergleich zum Kot geringe Markierung der Harn-N-Verbindungen wird auf die „geringe" N-Verdaulichkeit des Strohs zurückgeführt. In Weizenversuchen fanden HENNIG und GRUHN (1978) annähernd einen gleichen Atom-% $^{15}N'$ in Kot und Harn.

3.3. Inhalt des Gastrointestinaltraktes

Der Inhalt des Verdauungstraktes wurde etwa 16 h nach der letzten Fütterung dem getöteten Tier entnommen.

Die Masse des Inhaltes in den einzelnen Abschnitten des Verdauungstraktes ist von der Durchgangszeit des Futters abhängig (BJÖRNHAG, 1981). Die Fütterung des bestrahlten Strohmehls hatte bei den Tieren geringere Massen in Kropf und Mägen im Vergleich zur Kontrollgruppe zur Folge. Die Transitzeit des bestrahlten Strohs scheint also in diesem Teil des Verdauungskanals kürzer zu sein. Die Massen von Dünn- und Dickdarminhalt waren zwischen den Gruppen gleich (Tab. 3).

Tabelle 3 (Table 3)
Inhalt von Kropf und Mägen, Dünndarm und Dickdarm
(Contents crop and gizzard, small and large intestines)

		Gruppe 1 (Group 1)			Gruppe 2 (Group 2)		
		Masse (Amount) g	N mg	$^{15}N'$ (^{15}N excess) Atom-%	Masse (Amount) g	N mg	$^{15}N'$ (^{15}N excess) Atom-%
Kropf und Mägen	$\bar{x}$	20	84	0,78	14	118	0,26
(Crop and gizzard)	$s\pm$	7	22		5	110	
Dünndarm	$\bar{x}$	36	440	0,33	37	518	0,30
(Small intestine)	$s\pm$	5	70		12	156	
Dickdarm	$\bar{x}$	20	113	1,49	21	154	1,60
(Large intestine)	$s\pm$	12	39		6	48	

Die Markierung des Kropfinhaltes war bei den Tieren, die bestrahltes Strohmehl erhielten, wesentlich geringer als bei den Kontrolltieren. Die geringere Masse des Kropfinhaltes und die geringere Markierung sprechen für einen schnelleren Durchgang dieses Strohs im vorderen Abschnitt des Verdauungstraktes.

Der Inhalt von Kropf und Mägen der Tiere der Gruppe 1 weist die gleiche Markierung auf wie die Ration. Im Dünndarminhalt halbierte sich die Markierungshöhe infolge der Resorption der hochverdaulichen Rohproteinverbindungen des Nahrungsbreies und der endogenen Sekretion. Die Masse von Kropf- plus Mageninhalt verhält sich zur Masse des Dünndarminhaltes wie 1 : 1,8, die entsprechenden N-Massen wie 1 : 5,3. Diese Verhältnisse sind in der Gruppe 2 enger, da im Dünndarminhalt zwischen den Gruppen keine signifikaten Unterschiede in der Masse, dem N-Gehalt und der Markierung bestehen.

Dagegen ist im Dickdarminhalt der Tiere der Gruppe 2 auch die in der Tendenz größere N-Masse höher markiert (Tab. 3).

Am Ende des Dünndarmes ist die Resorption der Nährstoffe im wesentlichen beendet (Low, 1977; Wünsche, 1979). Auch die Spaltung und Resorption endogener Sekrete vermindert sich in den distalen Darmabschnitten (Bergner u. a., 1976). Im Dickdarm erfolgt eine relative Anreicherung mit unverdautem Stroh, weshalb es zu den Maxima in der Markierung des Dickdarminhaltes kommt (Tab. 3). Auch in Versuchen mit Weizen (Gruhn und Jahreis, 1976; Gruhn und Jahreis, 1980) war der Dickdarminhalt höher markiert als der des Dünndarmes; allerdings betrug der Unterschied nur 10 ... 20 %.

Die TCE-löslichen N-Fraktionen des Dünndarminhaltes unterschieden sich nicht. Diese waren im Dickdarminhalt etwa 3mal höher markiert als der TCE-unlösliche N (Tab. 4). Mit 3,0 Atom-% $^{15}N'$ wurde im Dickdarminhalt der Versuchstiere aus Gruppe

Tabelle 4 (Table 4)

Markierung der TCE-löslichen Fraktion im Dünn- und Dickdarminhalt

(Labelling of the TCA soluble fractions in the contents of small and large intestines)

	Gruppe 1 (Group 1) $^{15}N'$ (^{15}N excess)		Gruppe 2 (Group 2) $^{15}N'$ (^{15}N excess)	
	Atom-%	mg	Atom-%	mg
Dünndarm (Small intestine)	0,32	0,79	0,29	0,85
Dickdarm (Large intestine)	2,40	0,82	3,0	1,47

2 die höchste Markierung gemessen. Dieser enorme Anstieg in der Markierung der TCE-löslichen N-Fraktion des Dickdarmes könnte die Folge der Resorption der TCE-löslichen N-Verbindungen im Dünndarm und eines verstärkten mikrobiellen Abbaus von ^{15}N-markiertem Rohprotein im Dickdarm sein. Der Anteil des TCE-löslichen N am Gesamt-N sinkt von etwa 57 % im Dünndarminhalt auf etwa 30 % im Dickdarminhalt und Kot.

3.4. Organe

3.4.1. Leber, Eileiter, Dünn- und Dickdarm

Die Leber weist unter diesen Organen die höchste Markierung auf. Es folgen der Eileiter und der Darm. Die Behandlung des Strohmehls läßt keinen Einfluß auf den Einbau des schweren Stickstoffs in die Organe erkennen (Tab. 5). Dünn- und Dickdarm sind wesentlich schwächer markiert als der Inhalt (Tab. 3). In Versuchen am

Tabelle 5 (Table 5)
Markierungshöhe und ^{15}N-Gehalt verschiedener Organe
(Extent of labelling and content of ^{15}N in different organs)

30 g Strohmehlzusatz: (Supplement of 30 g straw meal)		unbestrahlt (Non-irradiated) Atom-% $^{15}N'$ (^{15}N excess)	mg $^{15}N'$ (^{15}N excess)	bestrahlt (Irradiated) Atom-% $^{15}N'$ (^{15}N excess)	mg $^{15}N'$ (^{15}N excess)
Leber	$\bar{x}$	0,18	3,2	0,19	2,3
(Liver)	$s\pm$		0,4		0,6
Eileiter	$\bar{x}$	0,16	2,3	0,15	2,8
(Oviduct)	$s\pm$		1,2		0,4
Dünndarm	$\bar{x}$	0,14	1,2	0,11	0,9
(Small intestine)	$s\pm$		0,3		0,3
Dickdarm	$\bar{x}$	0,11	0,3	0,09	0,3
(Large intestine)	$s\pm$		0,1		0,1

Geflügel mit ^{15}N-markiertem Weizen (GRUHN und JAHREIS, 1976; GRUHN und JAHREIS, 1980) bzw. Kasein (GRUHN u. a., 1975) wurde ebenfalls eine höhere Markierung des Darminhaltes gegenüber dem Gewebe ermittelt. Die Differenzen vermindern sich mit zunehmender Zeit nach dem Absetzen des $^{15}N'$-Futters.

Die sehr geringen Markierungshöhen von 0,10 bis 0,20 Atom-% resultieren aus der geringen $^{15}N'$-Aufnahme und der annähernd 50 %igen Verdaulichkeit des Stroh-N. Die sehr hohe Standardabweichung von 1,2 mg $^{15}N'$ bei den Eileitern der Tiere der ersten Gruppe ist auf den unterschiedlichen N-Gehalt zurückzuführen, der durch die Legeleistung beeinflußt wird (KIRCHNER, 1984).

Tabelle 6 (Table 6)
Markierung der TCE-löslichen N-Fraktion
(Labelling of the TCA soluble fraction of N)

Organ (Organ)		unbestrahlt (Non-irradiated $^{15}N'$ (^{15}N excess) Atom-%	µg	bestrahlt (Irradiated) $^{15}N'$ (^{15}N excess) Atom-%	µg
Leber	$\bar{x}$	0,24	502	0,19	387
(Liver)	$s\pm$		72		105
Eileiter	$\bar{x}$	0,20	250	0,16	261
(Oviduct)	$s\pm$		113		24
Dünndarm	$\bar{x}$	0,25	269	0,17	172
(Small intestine)	$s\pm$		96		4
Dickdarm	$\bar{x}$	0,26	94	0,34	113
(Large intestine)	$s\pm$		26		29

In der Gruppe 1 ist die TCE-lösliche Fraktion der Organe höher markiert als der Gesamt-N (Tab. 6). Im Dünn- und Dickdarmgewebe ist die Markierung im Vergleich zum Gesamt-N doppelt so hoch. Die niedrigere Markierung in Gruppe 2 der TCE-löslichen Fraktion von Leber und Eileiter ist nicht mit einer geringeren $^{15}N'$-Inkorporation in diese Organe verbunden.

Auffallend ist die mit 0,3 Atom-% $^{15}N'$ sehr hohe Markierung der TCE-löslichen N-Fraktion des Dickdarmes.

Relativiert man die TCE-löslichen N- und $^{15}N'$-Massen zu den entsprechenden Gesamtmassen an N bzw. $^{15}N'$ und stellt sie den Ergebnissen aus unseren Versuchen mit ^{15}N-markiertem Weizen an Legehennen gegenüber (GRUHN und JAHREIS, 1980), so ergibt das z. T. ein übereinstimmendes Bild (Tab. 7).

Tabelle 7 (Table 7)
Relativwerte der TCE-löslichen N- und $^{15}N'$-Fraktion in %
(Relative values of the TCA soluble fraction of N and ^{15}N excess in %)

Gruppen (Groups)	^{14}N bzw. N (^{14}N and N, resp.)			$^{15}N'$ (^{15}N excess)		
	Lit.[1]	1	2	Lit.[1]	1	2
Leber (Liver)	18	12	13	19	16	17
Eileiter (Oviduct)	10	9	8	9	11	9
Dünndarm (Small intestine)	14	12	13	21	22	19
Dickdarm (Large intestine)	12	11	10	16	31	38

[1] GRUHN u. JAHREIS (1980)

Der TCE-lösliche N-Anteil der Leber ist mit 12 % gegenüber unseren Befunden bei Legehennen geringer. KOLB u. a. (1966) fanden in den Lebern von Küken nur 7 % des Gesamt-N als TCE-löslichen N. Die großen Abweichungen treten im TCE-löslichen $^{15}N'$-Anteil des Dickdarmes der mit bestrahltem Strohmehl gefütterten Tiere auf. Während allgemein der Prozentsatz der $^{15}N'$-Daten höher liegt als der des Gesamt-N, so ist dies auf die Poolgröße des N und $^{15}N'$ zurückzuführen. Der hohe Gehalt an TCE-löslichem $^{15}N'$ im Dickdarm deutet aber eine verstärkte Resorption von ^{15}N-Verbindungen an, die möglicherweise aus dem bakteriellen Strohabbau als Ammoniak durch das Darmgewebe aufgenommen werden.

3.4.2. Basische Aminosäuren der Leber

Für die basischen Aminosäuren im Strohmehl wurden folgende Markierungen ermittelt:

Lysin	11,4	Atom-% $^{15}N'$
Histidin	6,8	
Arginin	10,1	

Die Differenzen zwischen den Aminosäuren in der Markierungshöhe und der insgesamt im Vergleich zum Gesamt-N geringe $^{15}N'$-Gehalt können nicht erklärt werden, zumal auch die TCE-lösliche Fraktion nicht höher als der Gesamt-N markiert war.

In Versuchen mit ^{15}N-markiertem Weizen an Legehennen war die Markierung des Histidins in der Leber fast doppelt so hoch wie die des Lysins (GRUHN und HENNIG, 1980; KIRCHNER, 1984). Die Fütterung von ^{15}N-Strohmehl ergab keine Unterschiede zwischen beiden Aminosäuren (Tab. 8). Werden die unterschiedlichen Ausgangsmarkierungen berücksichtigt, so entspricht der Ausgleich in der Markierung des Leber-Histidins ebenfalls einer Verdoppelung und bestätigt somit die Ergebnisse aus früheren Untersuchungen.

Tabelle 8 (Table 8)

Markierung der basischen Aminosäuren der Leber

(Labelling of the basic acids in liver)

Gruppe (Group)	Lys $^{15}N'$ (^{15}N excess) Atom-%	mg	His $^{15}N'$ (^{15}N excess) Atom-%	mg	Arg $^{15}N'$ (^{15}N excess) Atom-%	mg
1	0,07	0,93	0,08	0,40	0,10	1,08
2	0,04	0,46	0,08	0,32	0,09	0,93

In der Markierungshöhe des Lysins in Gruppe 2 spiegelt sich der Strahlungseffekt wider. Der Lysingehalt wird im Stroh um die Hälfte gesenkt (HENNIG u. a., 1986). Die Markierungshöhe des Leberlysins erreicht ebenfalls nur noch die halbe Höhe im Vergleich zum nicht bestrahlten Strohmehl.

3.4.3. Übrige Organe

Die höchste Markierung weisen die Follikel mit 0,21 Atom-% $^{15}N'$ auf. Es folgen Blutplasma und die Sammelprobe Ösophagus, Kropf, Drüsen- und Muskelmagen (ÖKDM, Tab. 9).

Tabelle 9 (Table 9)

Markierung und $^{15}N'$-Inkorporation in einzelne Organe

(Labelling and incorporation of ^{15}N excess in different organs)

	Gruppe 1 (Group 1) $^{15}N'$ (^{15}N excess) Atom-%	mg	Gruppe 2 (Group 2) $^{15}N'$ (^{15}N excess) Atom-%	mg
Blut (Blood)	0,09	1,70	0,09	1,43
Blutplasma (Plasma)	0,19	0,82	0,15	0,57
Muskulatur (Muscles)	0,05	14,58	0,04	15,13
Knochen (Bones)	0,03	5,37	0,03	4,44
Follikel (Follicles)	0,21	1,93	0,16	2,18
ÖKDM[1]	0,15	1,38	0,13	1,00
Federn (Feathers)	0,01	0,92	0,01	1,79
Restkörper[2]	0,05	6,37	0,05	6,38

[1] Ösophagus, Kropf, Drüsen- und Muskelmagen (Oesophagus, crop, glandular stomach and gizzard)

[2] der restliche Tierkörper (Remaining carcass)

Blutplasma, Follikel und Eileiter (Tab. 5, 9) sind annähernd gleich hoch markiert. Die Differenz zwischen den Varianten im Atom-% $^{15}N'$ der Follikel wird durch unterschiedliche N-Massen verursacht. Der $^{15}N'$ steigt mit zunehmendem N-Gehalt der Follikel an (GRUHN und WIEFEL, 1979). In ihren Versuchen mit ^{15}N-markiertem Weizen an kolostomierten Legehennen fanden sie in Abhängigkeit von der Legeleistung 1,5 bis 3,4 % des resorbierten $^{15}N'$ in den Follikeln wieder. Das Blutplasma ist etwa doppelt so hoch markiert wie das Blut. Die Markierungshöhe ist vom $^{15}N'$

des markierten Futters und der Zeitspanne zwischen dem Absetzen des markierten Futters und der Entnahme der Blutprobe abhängig. In den Arbeiten von RICHTER und GRUHN (1977) war 148 Stunden nach dem Absetzen des ^{15}N-Kaseins das Blutplasma niedriger markiert als zu einem früheren Meßpunkt (48 Std.). KIRCHNER (1984) fand im Blut der Legehennen 0,76 Atom-% ^{15}N', im Plasma konnten 2,17 Atom-% ^{15}N' nachgewiesen werden.

108 Stunden nach dem Absetzen waren beide Fraktionen in der Markierung nahezu ausgeglichen. Zu diesem Meßzeitpunkt war in den Untersuchungen von GRUHN und GLOTZ (1979) das Plasma sogar niedriger markiert als der Gesamt-N des Blutes.

Die Fraktion ÖKDM enthält einen höheren Anteil an schwerem Stickstoff als die Muskulatur, ist aber niedriger markiert als Leber, Eileiter, Follikel und Blutplasma. Diese Ergebnisse stimmen mit den an Broilern erhaltenen Befunden überein, obwohl die Markierungshöhen unterschiedlich sind (JAHREIS, 1976; GRUHN und JAHREIS, 1976).

Muskulatur und der Restkörper sind mit 0,05 Atom-% ^{15}N' gleich markiert. Das Protein der Knochen enthält nur 0,03 Atom-% ^{15}N'. Aufgrund der N-Poolgröße wird in diesen Fraktionen absolut die größte ^{15}N'-Masse eingebaut. 31,8 % des verdauten Stickstoffs sind in diesen drei Fraktionen enthalten, wobei die Muskulatur mit 18 % den größten Anteil aufweist. In die Federn wurden im Mittel beider Gruppen 1,36 mg inkorporiert. Die Unterschiede zwischen den Gruppen sind beträchtlich.

3.4.4. Markierung der Eifraktionen

In Abhängigkeit von der Behandlung des Strohmehls konnte kein Einfluß auf die Markierungshöhe der Eifraktionen nachgewiesen werden. Für die Auswertung der Ergebnisse wurden daher die an den einzelnen Versuchstagen nach der ^{15}N'-Strohmehlgabe gelegten Eier der Tiere beider Gruppen zusammengefaßt.

Die Markierung der Eischale steigt insbesondere an den ersten Tagen nach der ^{15}N'-Aufnahme an (Abb. 2). In das Eiklar wird erst vom 2. Tag an verstärkt ^{15}N' inkorporiert. An den letzten Meßpunkten (Tag 3, 4, 5) weisen Eischale und Eiklar die gleiche Markierungshöhe auf. Da die Proteine des Eidotters früher als die des Eiklars und der Eischale synthetisiert werden, ist die Konstanz der Markierung an den ersten 3 Versuchstagen verständlich. Danach steigt der Atom-% ^{15}N' des Dotters steil an und erreicht am 6. Versuchstag mit 0,15 Atom-% zwei Drittel der Markierungshöhe von Eischale und Eiklar.

Insgesamt wurden rund 4 % des verdauten ^{15}N' in die Eier inkorporiert. Dieser Wert ist durchaus mit den Ergebnissen aus ^{15}N-Weizenversuchen (GRUHN u. a., 1979; KIRCHNER, 1984) vergleichbar, wenn man berücksichtigt, daß 30 % der Tiere im Versuchsabschnitt nicht legten. In der Verwertung des verdauten Rohproteins bestehen somit zwischen Stroh und Weizen praktisch keine Unterschiede.

3.4.5. ^{15}N'-Bilanz

Von den aufgenommenen 165,12 mg ^{15}N' aus dem Strohmehl wurden 100,8 ± 3,6 % in den Exkrementen, Eiern und Körperfraktionen wiedergefunden. Vom scheinbar verdauten ^{15}N' wurden 46,6 % mit dem Harn ausgeschieden. In der Muskulatur konnten 18,0 % und in den Knochen 6,0 % ^{15}N' nachgewiesen werden, während auf die Leber und Eier 3,4 bzw. 3,7 % des verdauten ^{15}N' entfallen. Etwa ein Fünftel des

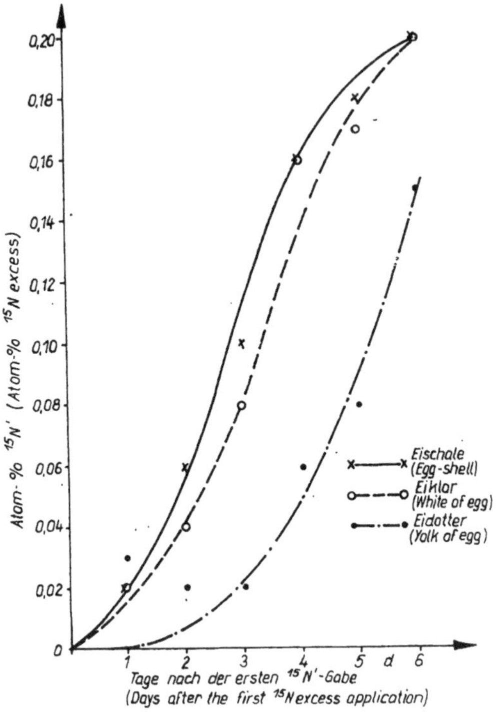

Abb. 2 (Fig. 2). Verlauf der ^{15}N'-Markierung der Eifraktionen in Abhängigkeit von der Versuchszeit
(Time course of ^{15}N excess-labelling of the egg fractions).

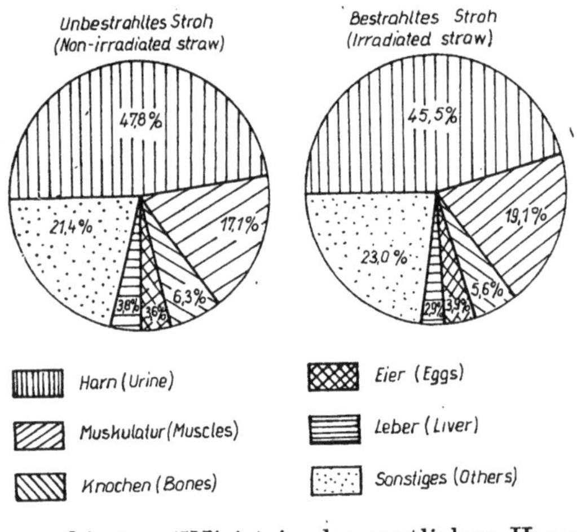

Abb. 3 (Fig. 3). Verteilung des resorbierten ^{15}N' aus ^{15}N-markiertem unbestrahltem und bestrahltem Stroh
(Distribution of absorbed ^{15}N excess from ^{15}N-labelled non-irradiated and irradiated straw).

resorbierten ^{15}N' ist in den restlichen Hennenkörper inkorporiert worden (Abb. 3). Zwischen den beiden Gruppen bestanden nur geringfügige Unterschiede. Die gute Wiederfindungsrate spricht für die Exaktheit der ^{15}N'-Methode.

Zusammenfassung

Im Versuch mit 10 kolostomierten Broilerzuchthennen wurde die Verdaulichkeit des mit ^{15}N' markierten Weizenstrohmehls sowie die Inkorporation des schweren Stickstoffs in einzelne Körperfraktionen untersucht.

Das Strohmehl enthielt einen Atom-% ^{15}N-Überschuß (^{15}N′) von 14,88. Ein Teil dieses Strohmehls wurde vor dem Versuch mit γ-Strahlen (2,0 MGy) behandelt. An je 5 Tiere wurden zusätzlich zu einer Grundration 30 g nichtbestrahltes (Gruppe 1) bzw. bestrahltes ^{15}N-markiertes Strohmehl (Gruppe 2) verfüttert.

Die scheinbare ^{15}N′-Verdaulichkeit betrug für das nichtbestrahlte Strohmehl 49 %, für das bestrahlte wurden 46 % ermittelt ($p < 0,05$). Die Markierung der Harnsäure betrug 0,25 Atom-% ^{15}N′, der Harn war mit 0,30 Atom-% ^{15}N′ höher markiert ($p < 0,05$).

In den Follikeln und der Leber konnten im Mittel beider Gruppen die gleiche Markierung von 0,18 Atom-% ^{15}N′ nachgewiesen werden, während im Blutplasma 0,17 und im Eileiter 0,16 Atom-% ^{15}N′ ermittelt wurden. 18 % des verdauten ^{15}N′ wurden in die Muskulatur inkorporiert. Zwischen den beiden Gruppen bestanden in der Inkorporation des ^{15}N′ nur unwesentliche Unterschiede.

Zusammenfassend ergibt sich, daß das Rohprotein des Strohs zu 47,5 % scheinbar verdaut wird, der resorbierte N wird etwa ebenso verwertet wie das Rohprotein aus Weizen.

Резюме

Р. Цандер и К. Грун

Использование сырого протеина меченой ^{15}N соломы племенными курами-бройлерами

Проводился опыт на 10 колостомированных племенных курах-бройлерах, где определились переваримость меченой ^{15}N пшеничной соломенной муки и включение тяжёлого азота в отдельные фракции тела.

В соломенной муке содержались 14,88 атом-% избытка ^{15}N (^{15}N′). До начала опыта часть соломы обработана γ-лучами (2,0 MGy). Из каждой группы получили 5 птиц кроме основного рациона ещё 30 г необлученной соломенной муки (группа 1) или облученной и меченой ^{15}N соломы (группа 2).

Видимая переваримость ^{15}N′ для необработанной соломенной муки составила 49 %, а для облученной — 46 % ($p < 0,05$). Мечение мочевой кислоты являлось 0,25 атом-% ^{15}N′, мечение мочи было с 0,30 атом-% ^{15}N′ выше ($p < 0,05$).

В среднем обеих групп определились в фолликулах и печени одно и то же мечение от 0,18 атом-% ^{15}N′, а в плазме крови определились 0,17 и в яйцеводе 0,16 атом-% ^{15}N′. 18 % переваренного ^{15}N′ включены в мускулатуру. Относительно включения ^{15}N′ обнаружили только незначительные различия.

Выводится, что протеин соломы видимо переваривается до 47,5 %, а всосанный азот используется не хуже пшеничного протеина.

Summary

R. ZANDER and K. GRUHN

The utilization of crude protein from ^{15}N labelled straw in broiler breeding hens

In an experiment with 10 colostomized broiler breeding hens the digestibility of wheat straw meal labelled with ^{15}N and the incorporation of heavy nitrogen into individual body fractions were studied.

The straw meal contained a ^{15}N excess ($^{15}N'$) of 14.88 atom-%. Before the experiment part of the straw meal was treated with γ-rays (2.0 MGy). 5 animals each received in addition to the basic ration 30 g untreated (group I) and irradiated ^{15}N labelled straw meal (group II).

The apparent $^{15}N'$ digestibility amounted for untreated straw meal to 49 % and for irradiated straw meal to 46 % ($p < 0.05$). The labelling of uric acid amounted to 0.25 atom-% $^{15}N'$, urine with 0.30 atom-% $^{15}N'$ was more highly labelled ($p < 0.05$).

On an average of both groups the same labelling of 0.18 atom-% could be detected in the follicles and the liver, whereas 0.17 were ascertained in the blood plasma and 0.16 atom-% $^{15}N'$ in the oviduct. 18 % of the digested $^{15}N'$ were incorporated in the muscles. There were only insignificant differences between the two groups with regard to the incorporation of $^{15}N'$.

In conclusion one can say that the apparent digestibility of straw protein is 47.5 % and that the utilization of the absorbed N is about the same as that of wheat protein.

Literaturverzeichnis

[1] AUTORENKOLLEKTIV: Das DDR-Futterbewertungssystem. VEB Deutscher Landwirtschaftsverlag Berlin (1977)
[2] BÄR, M., A. HENNIG, K. NEHRING, J. LEONHARD und G. FLACHOWSKY: Isotopenpraxis **16**, 339 (1980)
[3] BERGNER, H., O. SIMON und U. BERGNER: Arch. Tierernähr. **26**, 717 (1976)
[4] BJÖRNHAG, G.: Übers. Tierernähr. **9**, 293 (1981)
[5] FLACHOWSKY, G.: Einsatz von Strohpellets in der Fütterung. VEB Deutscher Landwirtschaftsverlag, Berlin S. 22ff. (1976)
[6] GRUHN, K. und G. JAHREIS: Arch. Tierernähr. **26**, 321 (1976)
[7] GRUHN, K. und DORIS GLOTZ: Arch. Tierernähr. **29**, 781 (1979)
[8] GRUHN, K. und P. WIEFEL: Arch. Tierernähr. **29**, 285 (1979)
[9] GRUHN, K. und A. HENNIG: Arch. Tierernähr. **30**, 783 (1980)
[10] GRUHN, K. und G. JAHREIS: Unveröff. Forschungsbericht der Karl-Marx-Univ. Leipzig (1980)
[11] GRUHN, K., A. HENNIG, G. RICHTER und B. RAUE: Arch. Tierernähr. **25**, 119 (1975)
[12] GRUHN, K., G. JAHREIS und A. MÜLLER: Arch. Tierernähr. **27**, 635 (1977)
[13] GRUHN, K., A. HENNIG, G. JAHREIS und H. GRAF: Arch. Tierernähr. **29**, 129 (1979)
[14] HENNIG, A.: Arch. Tierernähr. **9**, 29 (1959)
[15] HENNIG, A.: Grundlagen der Fütterung. Bd. II, VEB Deutscher Landwirtschaftsverlag, Berlin S. 658ff (1971)
[16] HENNIG, A. und K. GRUHN: Arch. Tierernähr. **28**, 519 (1978)
[17] HENNIG, A., R. ZANDER, K. GRUHN und M. BÄR: Arch. Tierernähr. **36**, 1123 (1986)
[18] JAHREIS, G.: Arch. Tierernähr. **26**, 321 (1976)
[19] JAHREIS, G. und K. GRUHN: Arch. Tierernähr. **29**, 569 (1979)
[20] KIRCHNER, E.: Die Dynamik des Aminosäuren- und Proteinstoffwechsels der Legehenne nach Applikation ^{15}N-markierten Proteins unter Einbeziehung geeigneter Fällungsmethoden zur Bestimmung von N-Metaboliten. Diss. (Prom. A), Friedrich-Schiller-Univ. Jena (1984)

[21] KOLB, E., J. MÜLLER, H. GÜRTLER und H. RICHTER: Arch: Tierernähr. **16**, 413 (1966)
[22] KROGDAHL, A. und B. DALSGARD: Poultry Sci. **60**, 2480 (1981)
[23] LOW, A. G.: Proc. Nurt. Soc. **36**, 189 (1977)
[24] MEINL, M.: Fortschrittsberichte für die Landwirtschaft und Nahrungsgüterwirtschaft **16**, Nr. 11 (1978)
[25] NEHRING, K.: Lehrbuch der Tierernährung und Futtermittelkunde. 9. Aufl. Neumann Verlag Radebeul und Berlin S. 400ff. (1972)
[26] RICHTER, G. und K. GRUHN: Arch. Tiernähr. **27**, 49 (1977)
[27] SALTER, D. M., M. N. COATES und D. HEWITT: Br. J. Nutr. **31**, 307 (1974)
[28] SCHÜRCH, A.: Die Verdaulichkeit der Nahrung bzw. Nahrungskomponenten. In: LENKEIT, W., K. BREIREM und E. CRASEMANN: Handbuch der Tierernährung. Verlag Paul Parey, Hamburg und Berlin Bd. 1, 272 (1969)
[29] TERPSTRA, K. und N. De HART: Z. Tierphysiol. Tierernähr. Futtermittelkde. **32**, 306 (1974)
[30] WÜNSCHE, J., H.-D. BOCK, U. HENNIG, F. KREIENBRING und E. BORGMANN: Arch. Tierernähr. **29**, 221 (1979)

Eingegangen: 3. Januar 1985

Anschrift der Autoren:

Dipl.-Agr. Ing. R. ZANDER und Dr. sc. agr. K. GRUHN
Sektion Tierproduktion und Veterinärmedizin der Karl-Marx-Universität Leipzig
Wissenschaftsbereich Tierernährungschemie
Dornburger Str. 24
Jena
6900
DDR

Arch. Anim. Nutr., Berlin 37 (1987) 2, 151–157

Institut für Ernährungsphysiologie
der Techn. Univ. München, Freising-Weihenstephan

ROSEMARIE JACOB-HAMMERMANN, M. KIRCHGESSNER und H.-P. ROTH

Zum Einfluß einer hinsichtlich Qualität und Quantität unterschiedlichen Proteinversorgung auf Wachstum und Wachstumshormon im Serum entwöhnter Ratten

1. Einleitung

Im Zusammenhang mit reduzierten Wachstumsraten durch mangelnde Proteinversorgung wurden bei Mensch und Tier Veränderungen des Gehaltes an Wachstumshormon (GH) im Serum bzw. Plasma beobachtet (RAGHURAMULU und RAO, 1968; PIMSTONE et al., 1968; TURNER, 1972; MARTIN und JAMBROSIC, 1977; BRASEL, 1980; SCANES et al., 1981; KIRCHGESSNER et al., 1986). Ziel der vorliegenden Untersuchung war es, durch Verfütterung von Proteinen unterschiedlicher Qualität und Quantität Veränderungen in der Lebendmasseentwicklung und an GH-Gehalten des Serums entwöhnter Ratten aufzuzeigen.

2. Material und Methoden

In einem zweifaktoriell angelegten Versuch wurden Diäten, bestehend aus Kasein, Gelatine, Haferschälkleie, Methionin, Stärke, Saccharose, Sojaöl sowie eine Vitamin- und Mineralstoffmischung mit zwei verschiedenen Proteingehalten ($P_n = 18\,\%$, $P_l = 13\,\%$) und Proteinqualitätsstufen (Q_n = EAAI 92,4 bzw. $Q_l = 64{,}6$; EAAI = Essential Amino Acid Index) eingesetzt. Die prozentualen Anteile der Futterkomponenten wurden so gewählt, daß sich die angegebenen Abstufungen ergaben.
32 männliche, entwöhnte Sprague-Dawley-Ratten, mit einer mittleren Lebendmasse von 32 ± 1 g wurden gleichmäßig auf die vier Versuchsgruppen I (P_nQ_n), II (P_nQ_l), III (P_lQ_n), IV (P_lQ_l) verteilt. Die Fütterung der Gruppen I, II und III erfolgte pairfed zur Gruppe IV mit der geringsten Futteraufnahme; die Tiere der Gruppe I–III bekamen damit die Menge an Futter, die von Gruppe IV am Vortag gefressen worden war. Als Trinkwasser stand den Ratten deionisiertes Wasser mit 0,014 % NaCl ad libitum zur Verfügung. Je vier Ratten wurden in einem Makrolon-Kunststoffkäfig auf Laufrosten aus Plexiglas und gereinigter Sägemehleinstreu in einer vollklimatisierten Kammer bei einer Temperatur von anfangs 25 °C, später 23 °C, einer relativen Luftfeuchte von 60 % und bei einer 12-Stunden-Dämmerlicht/Dunkelperiode gehalten. Die Tiere wurden täglich einzeln gewogen und in frische Käfige umgesetzt. Am 43. Versuchstag wurden die Ratten nach 12stündiger Nüchterung unter Äthernarkose dekapitiert. Ein kleiner Teil des Blutes wurde für die Hämatokritbestimmung

in heparinisierten Eppendorf-Reaktionsgefäßen aufgefangen. Der größere Anteil des Blutes wurde zur Serumgewinnung zentrifugiert und das Serum bis zur Bestimmung bei −20 °C tiefgefroren. Die Gehalte an Harnstoff und Gesamteiweiß im Serum wurwurden mit Testkombinationen der *Fa. Boehringer (Mannheim)* ermittelt. Die Bestimmung des Wachstumshormongehalts im Serum erfolgte nach einer spezifischen Doppelantikörpermethode, wofür Dr. A. F. PARLOW (National Institute of Arthritis, Metabolism and Digestive Disease, NIAMDD Torrance California, USA) das gereinigte Ratten GH (NIAMDD-rat-GH-1-4) zur Markierung mit ^{125}Jod, das Ratten-Standard-Referenzpräparat (NIAMDD-rat-GH-RP-1) sowie den 1. Antikörper *(Anti-rat-GH-S4 vom Affen)* zur Verfügung gestellt hat. Der 2. Antikörper *(Goat-Anti-Monkey-Gamma-Globulin)* wurden von der *Fa. Antibodies Incorporated (Davis California, USA)*, das Carrier-Serum (vom Rhesusaffen) von der *Fa. Boehringer (Ingelheim)* bezogen. Die Ergebnisse wurden mittels Varianzanalyse zweifaktoriell ausgewertet. Die Werte der GH-Untersuchungen wurden zuvor logarithmisch transformiert. In den Tabellen sind die Mittelwerte *($\bar{x}$)* mit den Standardabweichungen der Einzelwerte ($\pm s$) angegeben und bei signifikanten Abweichungen ($P < 0{,}01$) mit verschiedenen Kleinbuchstaben gekennzeichnet.

3. Ergebnisse

Der quantitative und qualitative Proteinmangel zeigte einen deutlichen Einfluß auf Körpermasse und Futteraufwand (Tab. 1). Durch schlechte Proteinqualität (II P_nQ_1), wurde ein um 20 %, durch verminderte Proteinmenge (III P_1Q_n) eine um 9 % geringere Endmasse als bei der Kontrollgruppe erreicht. Eine Kombination von qualitativem und quantitativem Proteinmangel (IV P_1Q_1) verstärkte den Effekt und führte im Vergleich zu Gruppe I zu einer um 33 % niedrigeren Endmasse. Der Futteraufwand war bei allen Mangelgruppen, jedoch besonders bei der Gruppe Protein-/Proteinqualitätsmangel (IV P_1Q_1) signifikant höher. Der Hämatokrit reagierte nur nach quantitativ reduzierter Proteinzufuhr im Futter mit erniedrigten Werten, während der Harnstoffgehalt im Serum in erster Linie von der Proteinqualität beeinflußt wurde (Tab. 1). Schlechtes Protein führte zu erhöhten Harnstoffwerten im Serum, ein gleichzeitig reduziertes Proteinangebot verstärkte den Effekt gegenüber allen anderen Gruppen signifikant. Diese Wechselwirkung zwischen den Faktoren Proteinmenge und -qualität war statistisch gesichert. Die Eiweißgehalte im Serum (Tab. 1) waren nur bei den Gruppen mit geringer Qualität des Futterproteins (II, IV) tendenziell reduziert.

Die Auswirkungen einer Versorgung mit Protein mangelnder Qualität und/oder Quantität auf den Gehalt an Wachstumshormon im Serum zeigt Tab. 2. Während bei normaler Proteinzufuhr die schlechte Qualität (II P_nQ_1) zu signifikant niedrigeren Werten führte, zeigte sich bei geringer Proteinmenge und schlechter Proteinqualität (IV P_1Q_1) ein um das 4,2fache erhöhter Serum-GH-Gehalt gegenüber den Kontrolltieren.

Tabelle 1 (Table 1)

Körpermasse, Futteraufwand, Hämatokrit, Harnstoff- und Eiweißgehalt im Serum von männlichen entwöhnten Ratten nach unterschiedlicher Versorgung mit Protein hinsichtlich Quantität und Qualität

(Live weight, feed utilization, hematocrit, urea and protein concentration in serum of male, weaned rats after supplying with protein of different quantity and quality)

Gruppe (Group)		I (P_nQ_n)	II (P_nQ_1)	III (P_1Q_n)	IV (P_1Q_1)
Körpermasse (Live weight) (g)	$\bar{x}$	176^d	137^b	160^c	116^a
	$\pm s$	10	15	11	19
Futteraufwand (Feed utilization) g Futteraufnahme/g Zunahme (g Feed intake/g gain)	$\bar{x}$	$2{,}21^a$	$2{,}92^c$	$2{,}45^b$	$3{,}58^d$
	$\pm s$	0,04	0,07	0,37	0,10
Hämatokrit (Hematocrit) (%)	$\bar{x}$	$47{,}5^b$	$46{,}4^b$	$44{,}6^a$	$45{,}1^a$
	$\pm s$	1,1	1,2	0,9	1,5
Harnstoff (Urea) (mg/100 ml Serum)	$\bar{x}$	$26{,}0^a$	$31{,}2^a$	$21{,}3^a$	$50{,}2^b$
	$\pm s$	5,7	7,8	5,8	14,4
Eiweiß (Protein) (g/100 ml Serum)	$\bar{x}$	$5{,}63^a$	$5{,}09^a$	$5{,}66^a$	$5{,}03^a$
	$\pm s$	0,78	0,55	0,92	0,31

Tabelle 2 (Table 2)

Wachstumshormongehalt im Serum entwöhnter männlicher Ratten nach Versorgung mit Protein unterschiedlicher Quantität und Qualität
(Growth hormone concentration in serum of male, weaned rats after supplying with protein of different quantity and quality)

Gruppe (Group)		I (P_nQ_n)	II (P_nQ_1)	III (P_1Q_n)	IV (P_1Q_1)
Wachstumshormon (Growth hormone) (ng/ml Serum)	$\bar{x}$	39^b	15^a	28^b	164^c
	$\pm s$	14	10	13	69

4. Diskussion

Eine hinsichtlich Qualität und Qantität bedarfsgerechte Proteinversorgung ist gerade in der frühen Phase der Entwicklung und des Wachstums von besonderer Bedeutung. Reduzierter Proteingehalt in der Diät und schlechte Proteinqualität führten in vorliegender Untersuchung – wie bereits schon vielfach beschrieben – zu einer Beeinträchtigung des Stoffwechsels bzw. zu reduzierten Wachstumsraten. Die Lebendmasseentwicklung wurde dabei durch ein imbalanziertes Aminosäureangebot (II, IV) stärker beeinträchtigt als durch einen quantitativen Mangel, was darin begründet sein dürfte, daß der metabolische Pool von essentiellen und nichtessentiellen Aminosäuren relativ gering ist. Durch ein Zusammenfallen von schlechter Proteinqualität und reduziertem Proteingehalt wurde der Effekt verstärkt. Je nach Schwere des Protein-

mangels sind meist auch Futter- und Energieaufnahme verringert (s. BRUNE, 1972; KRZIWANEK et al., 1978 b; MOUSTAFA et al., 1980). Die Gruppe IV nahm am wenigsten Futter auf. Um diesen Einflußfaktor zu eliminieren und alle Gruppen hinsichtlich ihrer Futteraufnahmemenge vergleichbar zu halten, wurden in vorliegender Untersuchung die Gruppen I–III pair-fed zur Gruppe IV gefüttert. Der reduzierte Lebendmassezuwachs pro g aufgenommene Futtermenge war besonders bei den mit geringer Proteinqualität versorgten Tieren verschlechtert (II, IV).
Vor allem Harnstoff- und Eiweißgehalt des Serums zeigen Einflüsse der Proteinqualität. Der Harnstoff im Serum stellt als Abbauprodukt des Eiweißstoffwechsels ein Maß für die energetische Verwertung von Aminosäuren dar. Die Ergebnisse decken sich daher auch mit früheren Untersuchungsergebnissen, wonach starker Proteinmangel bzw. schlechte Proteinqualität im Futter die Harnstoffgehalte im Serum erhöht, während leichter Proteinmangel (III) eher zu niedrigen Harnstoffgehalten im Serum führen kann (s. WIRTHGEN et al., 1967; EGGUM, 1970; KIRCHGESSNER et al., 1977; KRZIWANEK et al., 1978 a u. b; GRASSMANN et al., 1981; TSCHIERSCHWITZ et al., 1982). Der Gesamt-Eiweißgehalt im Serum spiegelt mit den tendenziell erniedrigten Werten der Gruppen II und IV die qualitativ schlechte Proteinversorgung wieder. KRZIWANEK et al. (1978 a) und HOCK et al. (1965) beschreiben einen engen Bezug zwischen Masseentwicklung und Serum bzw. Plasma Eiweißkonzentration in Abhängigkeit vom Proteingehalt und dem EAA-I des Proteins. Die reduzierten Hämatokritwerte nach quantitativen Proteinmangel dürften auf eine gestörte Erythropoese hindeuten und stimmen mit Beobachtungen aus der Literatur gut überein (KIRCHGESSNER et al., 1977; KRZIWANEK et al., 1978 b; REICHLMAYR-LAIS et al., 1983; RENDO et al., 1982).

Der Wachstumshormongehalt im Serum von Ratten wird, wie frühere Untersuchungen zeigen, nach Hunger- bzw. Energiemangel (TRENKLE, 1970; AKIKUSA, 1971; TANNENBAUM et al., 1978, 1979; KIRCHGESSNER und ROTH, 1985) als auch nach Proteinmangel (ACHILLES et al., 1982; KIRCHGESSNER et al., 1986) erniedrigt. In der vorliegenden Untersuchung war der GH-Gehalt im Serum der Ratten mit qualitativem Proteinmangel (Gruppe II) ebenfalls reduziert. Dagegen traten nach Proteinmangel mit zusätzlich schlechter Proteinqualität (Gruppe IV) deutlich erhöhte GH-Werte im Serum auf, wie dies sich in einer vorangegangenen Untersuchung (KIRCHGESSNER et al., 1986) bei Ratten mit kombiniertem Energie- und Proteinmangel ebenfalls angedeutet hatte. Möglicherweise beeinflußt auch eine diätbedingte Reduzierung von bestimmten Aminosäuren im Nahrungsprotein die Sekretions- und Clearance-Raten des Wachstumshormons (AKIKUSA, 1971; SCANES et al., 1981). Inwieweit die Wachstumshormonkonzentration im Serum nach qualitativen bzw. quantitativen Proteinmangel ansteigt oder abfällt, dürfte daher von der Schwere, Art und Dauer der Mangelernährung als auch von dem Zeitpunkt bzw. Alter in dem der Mangel auftritt abhängen (TURNER, 1972). Zusätzlich erschwerten bei einer nur einmaligen Probenahme die individuellen tageszeitlichen Schwankungen des endogenen Sekretionsmuster die Deutung der GH-Gehalte im Serum der Versuchsratten (MCATEE und TRENKLE, 1971).

Zusammenfassung

In einem zweifaktoriell angelegten Versuch mit 32 entwöhnten männlichen Sprague-Dawley-Ratten sollte über einen Zeitraum von 42 Tagen der Einfluß einer unzureichenden Proteinversorgung hinsichtlich Quantität und Qualität (13 % Protein im Vergleich zu 18 % bzw. Essential Amino Acid Index von 64 im Vergleich zu 92) auf Lebendmasseentwicklung und Gehalt an Wachstumshormon im Serum untersucht werden. Lebendmasseentwicklung und Futteraufwand wurden stärker durch den qualitativen als durch den quantitativen Proteinmangel beeinträchtigt. Die Kombination beider Versuchsfaktoren ergab die niedrigsten Körpermassen und den höchsten Futteraufwand/g Zunahme. Der Hämatokrit war nur nach quantitativem Proteinmangel erniedrigt. Der Harnstoffgehalt im Serum war nach Proteinmangel mit schlechter Proteinqualität erhöht, der Eiweißgehalt im Serum tendenziell sowohl im qualitativen als auch qualitativ-quantitativen Proteinmangel vermindert.
Nach Versorgung mit Protein schlechter Qualität lagen die Wachstumshormonwerte im Serum niedriger, während bei Zusammentreffen beider Faktoren des Proteinmangels der GH-Gehalt im Serum um das 4,2fache gegenüber den Kontrollwerten anstieg.

Резюме

Роземари Якоб-Хаммерманн, М. Кирхгесснер и Х.-П. Рот

По влиянию различного относительно качества и количества снабжения протеином на рост и ростовой (соматотропный) гормон в сыворотке крыс-отъёмышей

Поставлен 42-дневный двухфакториальный опыт на 32♂ крысах-отъёмышах породы *Sprague-Dawley* для изучения влияния недостаточного снабжения протеином относительно количества и качества (13 % протеина по сравнению с 18 % или индекс незаменимых аминокислот – EAAI – от 64 в сравнении с 92) на развитие роста и на содержание ростового гормона (*GH*) в сыворотке. Качественный недостаток в протеине влиял более отрицательно на развитие роста и затрату кормов, чем количественный недостаток. Комбинация обоих опытных факторов вела к самым низким живым массам и затрата кормов была хуже всех.
Содержание гематокрита снизилось только при качественном недостатке протеина. При недостатке протеина из-за низкого качества протеина повысилось содержание мочевины в сыворотке. Содержание белка в сыворотке снизилось в тенденции и при качественном и при качественно-количественном недостатках протеина.
После снабжения протеином низкого качества обнаружили более низкие данные ростового гормона в сыворотке, но при комбинации обоих факторов недостатка в протеине повысилось содержание ростового гормона (*GH*) в сыворотке на 4,2 раз по сравнению с контрольными данными.

Summary

ROSEMARIE JACOB-HAMMERMANN, M. KIRCHGESSNER and H.-P. ROTH

Influence of protein nutrition, varied in quality and quantity, on growth and serum growth hormone in rats

A two-factorially experiment was done over a period of 42 days using 32 male, weaned Sprague-Dawley rats in order to study the effect of insufficient protein supplementation, with regard to quantity and quality (13 % protein in comparison to 18 %, and an essential amino acid index of 64 in comparison to 92 %, resp.), on weight development and serum growth hormone concentration. Qualitative protein deficiency had a greater adverse effect on weight development and feed utilization than did quantitative protein deficiency. Both test factors combined brought about the lowest body weight and poorest feed utilization. A lowered hematocrit value occurred only after quantitative protein deficiency. The serum urea concntration was elevated after protein deficiency due to poor quality protein; the serum protein concentration tended toward reduction in both the case of qualitative as well as in the case of qualitative-quantitative protein deficiency.
After providing the animals poor quality protein, growth hormone levels in serum were reduced, whereas the concurrence of both factors of protein deficiency caused the growth hormone concentration in serum to rise to a value 4.2-fold of the control value.

Literaturverzeichnis

[1] ACHILLES, P., C. R. BURINI, A. Y. O. ANGELELI, und A. O. CAMPANA: Nutr. Rep. Int. **26**, 945 (1982)
[2] AKIKUSA, Y.: Endocrinol. Jap. **18**, 411 (1971)
[3] BRASEL, J. A.: Pediatr. Res. **14**, 1299 (1980)
[4] BRUNE, H.: Physiologie und Biochemie des Wachstums. In: Handbuch der Tierernährung, Bd. 2. Paul Parey Verlag Hamburg (1972)
[5] EGGUM, B. O.: Br. J. Nutr. **24**, 983 (1970)
[6] GRASSMANN, E., A. TSCHIERSCHWITZ, F. X. ROTH und M. KIRCHGESSNER: Arch. Tierernähr. **31**, 661 (1981)
[7] HOCK, A., S. RISSE, H. WEISS und H. WITT: Mh. Veterinärmed. **20**, 783 (1965)
[8] KIRCHGESSNER, M., S. KRZIWANEK und E. GRASSMANN: Z. Tierphysiol. Tierernähr. u. Futtermittelkde. **38**, 273 (1977)
[9] KIRCHGESSNER, M. und H.-P. ROTH: Biological Trace Element Research **7**, 263 (1985)
[10] KIRCHGESSNER, M., R. JACOB-HAMMERMANN und H.-P. ROTH: J. Anim. Physiol. a. Anim. Nutr., im Druck (1986)
[11] KRZIWANEK, S., E. GRASSMANN und M. KIRCHGESSNER: Arch. Tierernähr. **28**, 99 (1978 a)
[12] KRZIWANEK, S., M. KIRCHGESSNER und E. GRASSMANN: Z. Tierphysiol. Tierernähr. u. Futtermittelkde. **40**, 310 (1978 b)
[13] MARTIN, J. M., und J. JAMBROSIC: Acta Endocrinologica, Supplementum **212**, 85, 143 (1977)
[14] MCATEE, J. W. und A. TRENKLE: J. Anim. Sci. **33**, 612 (1971)
[15] MOUSTAFA, A. E. H. A., I. H. BORAI und S. SHOUKRY: Z. Ernährungswiss. **19**, 166 (1980)
[16] PIMSTONE, B. L., G. BARBEZAT, J. D. L. HANSEN und P. MURRAY: Am. J. Clin. Nutr. **21** 482 (1968)
[17] RAGHURAMULU, N. und K. S. J. RAO: J. Clin. Endocrinol. Metab. **38**, 176 (1968)
[18] REICHLMAYR-LAIS, A. M., M. KIRCHGESSNER, J. J. KIM und E. GRASSMANN: Z. Ernährungswiss. **22**, 6 (1983)
[19] RENDO, M. E. B., M. E. RIO und J. C. SANAHUJA: Nutr. Rep. Intern. **26**, 621 (1982)

[20] Scanes, C. G., P. Griminger und F. C. Buonomo: Proc. Soc. Exp. Biol. Med. **168**, 334 (1981)
[21] Tannenbaum, G. S. J. Epelbaum, E. Colle, P. Brazeau und J. B. Martin: Endocrinology **102**, 1909 (1978)
[22] Tannenbaum, G. S., O. Rorstad und P. Brazeau: Endocrinology **104**, 1733 (1979)
[23] Trenkle, A.: Proc. Soc. Exp. Biol. Med. **135**, 77 (1970)
[24] Tschierschwitz, A., E. Grassmann, M. Kirchgessner und F. X. Roth: Z. Tierphysiol. Tierernär. u. Futtermittelkde. **48**, 253 (1982)
[25] Turner, M. R.: Proc. Nutr. Soc. **31**, 205 (1972)
[26] Wirthgen, B., H. Bergner und H. Münchow: Arch. Tierernähr. **17**, 281 (1967)

Eingegangen: 27. Oktober 1986

Anschrift der Autoren:

Dr. Rosemarie Jacob-Hammermann, Prof. Dr. M. Kirchgessner
und Dr. H.-P. Roth
Techn. Universität München
Inst. für Ernährungsphysiologie
D - 8050 Freising-Weihenstephan

Arch. Anim. Nutr., Berlin 37 (1987) 2, 159–167

Sektion Tierproduktion und Veterinärmedizin,
Karl-Marx-Universität Leipzig,
Wissenschaftsbereich Tierernährungsphysiologie
und Futtermittelkunde
(Leiter: Prof. Dr. sc. G. GEBHARDT)

F. LIEBERT und G. GEBHARDT

Ergebnisse zur Wirksamkeit und zum Bedarf an ausgewählten Aminosäuren beim wachsenden weiblichen Schwein

2. Mitteilung

Methionin und Zystin

1. Einleitung

Neben der Lysinversorgung ist der Methionin/Zystin Bedarfsdeckung beim wachsenden Schwein auch aus der Sicht Aufmerksamkeit zu schenken, daß beachtliche Einschränkungen der Wirksamkeit dieser Aminosäuren möglich sind. Als Hauptursachen konnten bisher die Lanthioninbildung unter Einbeziehung von Zystin infolge alkalischer Behandlungen (CUQ u. a., 1974; MAURON, 1975) bei gleichzeitig verstärkendem Effekt von thermischen Einflüssen (FREIMUTH u. a., 1980; HASEGAWA u. a., 1981) sowie die unter der Einwirkung von Oxydationsmitteln stattfindende Bildung von Methioninsulfoxid, Methioninsulfon, Zysteinsäure und S-Methyl-Zystein (z. B. CUQ u. a., 1978) herausgestellt werden.

Lanthionin soll dabei 50 Prozent der Zystinwirksamkeit aufweisen (ROBBINS u. a., 1980). Aus dem Kreis der Oxydationsprodukte von Methionin/Zystin kommt nur Methioninsulfoxid als potentielle Methioninquelle unter in vivo Bedingungen in Betracht (z. B. SJÖBERG u. BOSTRÖM, 1977; CUQ u. a., 1978; SATTERLEE u. CHANG, 1982). Nach Befunden von CUQ u. a. (1974) lag nach der Lagerung von Kasein mit autoxidierenden Lipiden ein Großteil des Methionins als Sulfoxid vor. Bis zu 30 Prozent betrug dieser Anteil in Fischmehl (GJOEN u. NJAA, 1977). Aus ernährungsphysiologischer Sicht dominiert die Methioninsulfoxidbildung, da praktisch relevante oxydative Einflüsse nur in geringem Umfang zur Entstehung von Methioninsulfon führen (CUQ u. a., 1978). Für die Methioninwirksamkeit von Methioninsulfoxid liegen widersprüchliche Befunde vor (BENNETT, 1939, zit. MILLER u. a., 1970; NJAA, 1962; SJÖBERG u. BOSTRÖM, 1977; FINOT u. a., 1978; SATTERLEE u. CHANG, 1982), da einerseits von einem Gewöhnungseffekt auszugehen ist und andererseits der vorhandene Zystinanteil die Methioninsulfoxidreduktion stimuliert (GJOEN u. NJAA, 1977). Aus dieser Sicht gehen SLUMP u. a. (1983) von einer erheblichen Variationsbreite der Wirksamkeit den Sulfoxids als Methioninquelle im Bereich von 50 . . . 100 Prozent aus.

2. Methodik

Entsprechend der in der 1. Mitt. dargelegten methodischen Grundsätze (LIEBERT u. GEBHARDT, 1986) wurden die in Tab. 1 zusammengefaßten Methionin/Cystin limitierten Proteinträger als alleinige Proteinquelle geprüft. Methionin und Cystin konnten nach Oxydation mit Perameisensäure (FAHNENSTICH, 1974) als Methioninsulfon bzw. Zystinsäure säulenchromatographisch bestimmt werden. In die Untersuchungen waren insgesamt 60 weibliche Schweine des Landrassetyps (30 bis 50 kg Lebendmasse) einbezogen.

Tabelle 1 (Table 1)

Untersuchte Proteinträger* und Methionin/Zystin Konzentration (g/16 g N) bzw. N-Gehalt der Mischungen (% d. TM)

(Investigated feed proteins* and methionine/cystine content (g/16 g N) resp. nitrogen content of mixtures (% of dry matter)

	^{c}Met/Zys (^{c}Met/Cys)	N
Ackerbohne (Field beans) (a) „Fribo"	2,30	2,85
" " (b) "	2,10	2,05
" " (c) "	2,00	3,03
" " (d) „weißblühend" ("White flowered")	2,40	2,77
Ackerbohnenproteinisolat (Field bean protein isolat)	1,68	2,97
Sojaextraktionsschrot (Soybean meal) (a)	3,31	2,36
" " (a) „ungetoastetes" ("without toasting")	3,59	2,36
" (soybean meal) (b)	3,51	2,44
Futterhefe (Yeast)	2,10	2,73
Erbse (Pea)	2,09	2,54
Süßlupine (Lupin)	2,30	2,48
Kasein (Casein) (a)	3,67	2,95
" " (b)	3,00	2,83
Ackerbohnenprotein-Kasein-Faser (Field bean protein isolat-casein-fibre)	2,64	3,03
Partialhydrolysat aus Knochenfleisch (Partly hydrolised meat protein)	2,19	3,13

* unter Einbeziehung von Ergebnissen von PEISKER (1983) (Including results of PEISKER, 1983).

3. Ergebnisse und Diskussion

In Tab. 2 sind die Ergebnisse mit den einbezogenen Proteinträgern (vgl. Tab. 1) zusammenfassend dargestellt. Als Grundlage für die Berechnung von Wirkungskoeffizienten $k_{\mathrm{Met/Cys}}$ (vgl. LIEBERT u. GEBHARDT, 1986) wurden die ebenfalls in Tab. 2 ausgewiesenen bc^{-1} Maximalwerte von Kasein (b) bzw. Ackerbohnenprotein-Kasein-Fasern herangezogen.

Bei sehr geringer Differenzierung der Methionin/Zystin Konzentration zwischen den Ackerbohnenchargen (Tab. 1) und gleichzeitig insignifikanten b-Wert Differenzen resultiert insgesamt ein weitestgehend vergleichbares, niedriges Niveau der SAS-Wirksamkeit. Dabei überrascht die Einordnung der tanninarmen, weißblühenden Herkunft (LIEBERT u. GEBHARDT, 1983) im unteren Bereich der SAS-Wirksamkeit von Ackerbohnen. Trotz im Vergleich zu den übrigen Ackerbohnenchargen höchster

Tabelle 2 (Table 2)

N-Bilanzergebnisse und abgeleitete Wirksamkeitskennzahlen für Protein und Methionin/Zystin (Mittelwerte $\pm s$) (N-balance results and calculated dates for efficiency of protein and methionine/cystine [means $\pm SD$])

	n	Lebendmasse (kg) (Live weight, kg)	x (mg) N-intake / $LW_{kg}^{0,67}$	$y - B$ (mg) N-balance / $LW_{kg}^{0,67}$	sVQ_N (%) (Apparent digestibility)	RHN (%) (Urine-N / N-intake)	b b-value	bc^{-1} (SAA-efficiency)	k (Coefficient of SAA-efficiency)	sR (%) (Apparent SAA-digestibility)
Ackerbohne (a)	4	45,5 ± 2,7	2599 ± 523	633 ± 183	82,1 ± 1,6	57,9 ± 4,6	241 ± 21	105 ± 9	0,61	74,9
(Field beans) (b)	3	43,7 ± 3,2	2486 ± 175	565 ± 134	79,6 ± 3	57,1 ± 3,2	230 ± 25	110 ± 12	0,64	67,4
" (c)	4	41,5 ± 4,7	2685 ± 103	595 ± 120	80,6 ± 2,9	58,6 ± 1,4	221 ± 25	110 ± 12	0,64	72,0
" (d)	3	41,0 ± 6,4	2499 ± 189	595 ± 169	83,5 ± 6,4	59,4 ± 9,4	242 ± 32	101 ± 13	0,59	78,1
Ackerbohnenproteinisolat (Field bean protein isolat)	4	42,4 ± 6,0	2476 ± 489	539 ± 158	96,1 ± 0,7	74,5 ± 3,2	225 ± 22	134 ± 13	0,78	91,4
Sojaextraktionsschrot (a)	7	47,1 ± 1,7	2287 ± 60	1068 ± 125	88,1 ± 1,2	41,4 ± 5,2	450 ± 55	136 ± 17	0,80	91,3
Soybean meal (a)*	5	44,6 ± 3,7	2248 ± 115	658 ± 86	80,2 ± 2,6	51,0 ± 5,7	285 ± 29	79 ± 8	0,46	85,1
" (b)	4	35,1 ± 4,3	2253 ± 185	937 ± 58	87,7 ± 1,6	46,1 ± 2,1	393 ± 8	112 ± 2	0,65	85,4
Futterhefe (Yeast)	4	42,0 ± 2,8	2304 ± 261	645 ± 50	73,9 ± 2,2	45,8 ± 1,8	275 ± 17	131 ± 8	0,77	81,7
Erbse (Pea)	4	35,9 ± 4,5	1414 ± 426	381 ± 139	85,9 ± 2,5	59,4 ± 4	325 ± 35	155 ± 17	0,91	82,6
Süßlupine (Lupin)	4	40,2 ± 1,9	1207 ± 269	270 ± 134	87,7 ± 1,3	68,2 ± 9	316 ± 12	137 ± 5	0,80	80,6
Kasein (Casein) (a)	4	42,7 ± 1,9	2829 ± 81	1444 ± 84	97,1 ± 1,0	45,9 ± 3,2	562 ± 65	153 ± 18	0,89	98,2
" " (b)	2	40,9 ± 1,5	2364 ± 274	1212 ± 222	95,6 ± 1,4	44,7 ± 2,1	513 ± 70	171 ± 23	1	95,5
Ackerbohnenprotein-Kasein-Faser (Field bean protein-isolat-casein-fibre)	3	45,2 ± 0,9	3182 ± 54	1367 ± 39	97,1 ± 0,9	54,1 ± 1,9	452 ± 24	171 ± 9	1	97,1
Partialhydrolysat (Partly hydrolised meat protein)	5	42,2 ± 2,0	2771 ± 89	682 ± 76	96,3 ± 0,5	71,7 ± 2,7	238 ± 23	109 ± 11	0,64	–

* ungetoastetes (Without toasting).

Werte für c_{SAS} und sVQ_N liegt ein hohes Niveau der relativierten Harn-N Ausscheidung (RHN) vor. Wird weiterhin über $c_{SAS} \cdot k$ der Gehalt an Methionin/Zystin mit Standardwirksamkeit berechnet (c_w), verringern sich die Differenzen zwischen den Chargen. Zugleich kommt es auf Ebene des wirksamen Gehaltes an Methionin/Zystin (c_w) zu einer starken Annäherung an die Ergebnisse mit Ackerbohnenprotein-isolat (vgl. Abb. 1). Die behandlungsbedingte geringere SAS-Konzentration im Isolat (vgl. LIEBERT u. a., 1981) wird auf dieser Ebene durch höhere Wirksamkeit kompen-

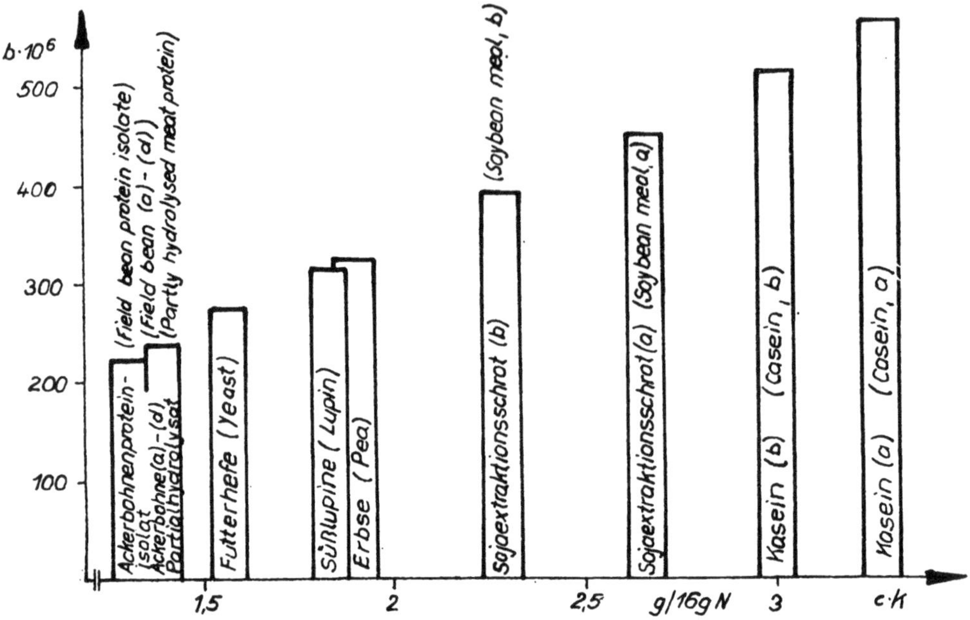

Abb. 1 (Fig. 1) Proteinqualität (b-Wert) Methionin/Zystin limitierter Proteinträger in Abhängigkeit vom Gehalt an wirksamer Aminosäure (c · k)
(Protein quality [b-value] of methionine/cystine limiting proteins in dependence on content of effective amino acid [$c \cdot k_{SAA}$]).

siert. Zugleich zeigen die nach der Kotanalysenmethode ermittelten Werte für die scheinbare Resorption (sR) eine wesentliche Überschätzung und keinen Bezug zu den k-Werten an, die über Verdauung und Resorption hinausgehende Wirksamkeitseinschränkungen einschließen. Analog geht die zwischen Sojaextraktionsschrot (a) und (b) auf Ebene der k-Werte festgestellte Differenzierung deutlich über die der sVQ_N- und sR-Werte hinaus. Bemerkenswert ist in diesem Zusammenhang, daß trotz einer Einschränkung der SAS-Wirksamkeit um mehr als 50 Prozent im ungetoasteten Sojaextraktionsschrot (k_{SAS}-Vergleich), auf der Ebene von sVQ_N und sR-Werten geringe Unterschiede zum getoasteten Produkt vorliegen. Im Bereich von Sojaextraktionsschrot (a) liegt auch die SAS-Wirksamkeit von Futterhefe, jedoch bei deutlich geringerer SAS-Konzentration verbunden mit entsprechend niedriger Proteinqualität (b-Wert). Insbesondere Erbse, aber auch Süßlupine, weisen relativ hohe k-Werte aus, jedoch kann dieser Befund aus futtermittelkundlicher Sicht nicht überbewertet werden, da ein niedriges Niveau von (y-B) vorliegt (LIEBERT, 1986).

Die im Rahmen der einbezogenen SAS-limitierten Proteine beobachtete maximale SAS-Wirksamkeit weisen Kasein (b) bzw. Ackerbohnenprotein-Kasein-Fasern auf. Trotz hohem Niveau der N-Verdaulichkeit ordnet sich k_{SAS} von Partialhydrolysat im Bereich von Ackerbohnenschrot ein. Die Ursachen für die beobachtete ineffektive intermediäre N-Verwertung können nicht befriedigend abgegrenzt werden.

In Abb. 1 ist eine Einordnung der SAS-limitierten Proteine auf Grundlage der Gehaltswerte an wirksamer Aminosäure vorgenommen. Dabei werden Rangfolgeverschiebungen im Vergleich zu c_{SAS} (vgl. Tab. 1), insbesondere zwischen den Sojaextraktionsschrotchargen, Süßlupine und Erbse sowie Futterhefe und Ackerbohne deutlich. Insgesamt entspricht die Variationsbreite der k-Werte bei Eliminierung des ungetoasteten Sojaextraktionsschrotes der für Lysin limitierte Proteine gefundenen (Liebert u. Gebhardt, 1986). Eine Kopplung von Wirksamkeitseinschränkungen unterschiedlicher Aminosäuren ist von diesem Befund jedoch nicht abzuleiten (Batterham u. a., 1978).

Die Berechnung von SAS-Bedarfswerten erfolgte analog zum in der 1. Mitteilung (Liebert u. Gebhardt, 1986) dargelegten Vorgehen. In Tab. 3 sind die Ergebnisse für unterschiedliche Leistungsniveaus entsprechend differenzierten Ausschöpfungsgraden des maximalen täglichen N-Ansatzvermögens (C) ausgewiesen und beinhalten zugleich die in k_{SAS} zum Ausdruck kommenden Abweichungen von der Standardwirksamkeit der S-haltigen Aminosäuren in den Proteinträgern. Eine die Proteinträger-

Tabelle 3 (Table 3)

Leistungsabhängiger SAS-Bedarf je $LM_{kg}^{0,67}$ (mg/Tag) bei unterschiedlichen SAS-Wirkungskoeffizienten

(Performance dependent methionine/cystine requirement per $LW_{kg}^{0,67}$ [mg/day] in relation to different methionine/cystine efficiency)

Ausschöpfungsgrad von C (%)* (Percentage of maximum protein gain*	k_{SAS} (Coefficient of methionine/cystine efficiency)	50	70	90
Ackerbohne (Field bean)	0,62	544	845	1494
Ackerbohnenproteinisolat (Field bean protein isolat)	0,78	430	668	1181
Sojaextraktionsschrot (Soybean meal)	0,72	466	725	1281
Futterhefe (Yeast)	0,77	440	684	1208
Erbse (Pea)	0,91	370	576	1017
Süßlupine (Lupin)	0,80	419	651	1151
Kasein (Casein)	0,94	357	355	981
Partialhydrolysat (Partly hydrolised meat protein)	0,64	530	824	1455
Mittelwert (mean)	0,77 ±0,11	440	684	1208
wirksames Methionin/Zystin (Effective methionine/cystine)		339	527	930

* entsprechend 70; 100; 130 g täglichem Proteinansatz bei 40 kg Lebendmasse bei C = 1950 mg (Corresponding to 70, 100, 130 g daily protein gain for 40 kg live weight, (C = 1950 mg).

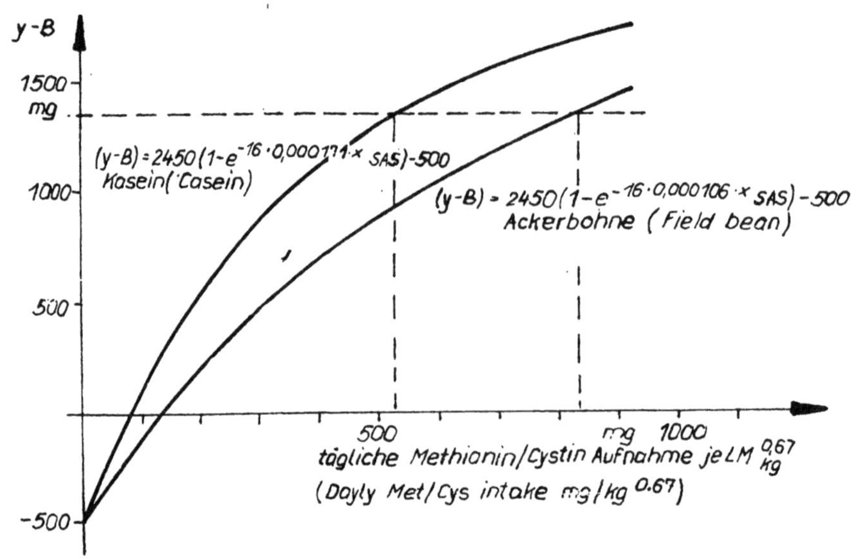

Abb. 2 (Fig. 2). Methionin/Zystin Bedarfskurven bei differenzierter Methionin/Cystin Wirksamkeit

(Requirement curves of methionine/cystine in dependence on methionine/cystine efficiency).

Tabelle 4 (Table 4)

Methionin/Zystin (g/Tag) für 100 g täglichen Proteinansatz bei 40 kg Lebendmasse im Abhängigkeit von der AS-Wirksamkeit

[Methionine/cystine requirement (g/day) for 100 g daily protein gain in dependence on methionine/cystine efficiency (LW 40 kg)]

Ackerbohne (Field bean)	10,0
Ackerbohnenproteinisolat (Field bean protein isolat)	7,9
Sojaextraktionsschrot (Soybean meal)	8,6
Futterhefe (Yeast)	8,1
Erbse (Pea)	6,8
Süßlupine (Lupin)	7,7
Kasein (Casein)	6,6
Partialhydrolysat (Partly hydrolised meat protein)	9,8
Mittelwert (mean)	8,1
wirksames Methionin/Zystin (Effective methionine/cystine)	6,2

spezifität der Aussagen widerspiegelnde große Variationsbreite der Bedarfswerte wird deutlich. Die dabei mit Kasein (b) bzw. dem Mittelwert der Ackerbohnenherkünfte beobachteten Extremwerte sind in Abb. 2 als Parameter der Methionin/Zystin Bedarfskurven berücksichtigt und verdeutlichen den Effekt differenzierter AS-Wirksamkeit im Futterprotein auf die Höhe der erforderlichen AS-Aufnahme zur Sicherung der gleichen Leistung.

In Tab. 4 sind die SAS-Bedarfswerte für 40 kg Lebendmasse zur besseren Vergleichbarkeit umgerechnet worden. Beim Versuch der Einordnung dieser Werte werden insofern Probleme deutlich, daß trotz zahlreich vorliegender Untersuchungsergebnisse zum SAS-Bedarf im entsprechenden Lebendmassebereich (z. B. HENRY u. RERAT, 1970; RERAT, 1972; BRAUDE u. ESNAOLA, 1973; TAYLOR u. a., 1975, 1983; LEWIS u. COLE, 1976; COLE, 1979; BURGSTALLER, 1981; HOFFMANN u. WIESEMÜLLER, 1981; BERENDE u. BERTRAM, 1983), sowohl unterschiedliche Bezugsgrößen für die Bedarfswerte vorliegen als auch konkrete Zuordnungen zur Leistung kaum gegeben sind.

Darüber hinaus liegen Einflüsse seitens der jeweils gewählten Bedarfsbestimmungsmethode vor (z. B. WECKE, 1976). Der Mittelwert des in Tab. 4 ausgewiesenen SAS-Bedarfes ordnet sich zwischen den Angaben von BRAUDE u. ESNAOLA (1973) und HENRY u. RERAT (1970) bzw. TAYLOR u. a. (1975) ein. Zudem kann von guter Übereinstimmung mit den Empfehlungen von BURGSTALLER (1981) ausgegangen werden. Die anhand der einzelnen der Bedarfsableitung zugrundeliegenden Proteinträger sichtbare Variationsbreite der Bedarfswerte ist erheblich und kann durch Korrektur auf die SAS-Wirksamkeit im Standard entsprechend des Vorgehens beim Lysin (LIEBERT u. GEBHARDT, 1986) eliminiert werden. Andererseits sind für den auf Standardwirksamkeit bezogenen SAS-Bedarf gegenwärtig keine Vergleichswerte vorhanden. In Abb. 2 sind die Bedarfskurven von Methionin/Zystin für die beobachteten Extremwerte der SAS-Wirksamkeit dargestellt und verdeutlichen den Einfluß des bei der Bedarfsableitung zugrundegelegten Proteinträgers. Schlußfolgernd ist herauszustellen, daß in dem, beginnend mit den Untersuchungen beim Lysin (LIEBERT u. GEBHARDT. 1986), vorgeschlagenen Weg zur Charakterisierung der AS-Wirksamkeit in Futterproteinen und der Einbeziehung dieser Ergebnisse in die Ableitung leistungsabhängiger Bedarfswerte auf Grundlage der N-Verwertungsgesetzmäßigkeiten (GEBHARDT, 1963, 1973) und ihrer Beziehung zur limitierenden Aminosäure (GEBHARDT, 1976, 1977, 1980; LIEBERT u. GEBHARDT, 1979, 1980, 1981, 1984, 1986) entscheidende Ansatzpunkte zur weiteren Qualifizierung der Einschätzung von SAS-Bedarf und Bedarfsdeckung vorliegen.

Zusammenfassung

In N-Bilanzversuchen an insgesamt 60 weiblichen Schweinen im Lebendmassebereich von 35–50 kg wurde die Methionin/Zystin-Wirksamkeit von 10 Proteinträgern unter Einbeziehung unterschiedlicher Chargen eines Proteinträgers ermittelt. Die Variationsbreite der abgeleiteten SAS-Wirkungskoeffizienten (k_{SAS}) lag im Bereich von 0,64 . . . 0,91 bei Zugrundelegung einer SAS-Wirksamkeit von Kasein als Standard. Eine analoge Differenzierung wiesen die abgeleiteten Bedarfswerte auf Grundlage des analysierten Methionin/Zystin-Gehaltes der Proteine auf. Für 100 g täglichen Proteinansatz wurden bei 40 kg Lebendmasse 6,2 g Methionin/Zystin bei Zugrundelegung der bisher höchsten SAS-Wirksamkeit ($k_{SAS} = 1$) ermittelt.

Резюме

Ф. Либерт и Г. Гебхардт

Результаты по эффективности и потребности выбранных аминокислот у растущей свиноматки. 2-ое сообщ.: Эффективность метионина и цистина

Проводились опыты на 60 ♀ свиньях (35–50 кг живого веса) с учётом азотного баланса, где определилась эффективность метионина/цистина от 10 протеиновых кормов при применении различных порций одного протеинового источника. Размах вариации производного действующего коэффициента серусодержащих аминокислот ($к_{самк}$) находился в пределях от 0,64 . . . 0,91 на основе действия *самк* от казеина в качестве стандарта. Аналогическая различность обнаружена при производных данных для потребности, если исходили от содержания метионина/цистина в протеинах. На основе наивысшей до сих пор эффективности самк ($к_{самк}=1$) определились при 40 кг живой массы 6,2 г метионина/цистина как потребность для 100 г суточного отложения протеина.

Summary

F. LIEBERT and G. GEBHARDT

The requirement of selected amino acids by growing female pigs and their efficiency. 2. Efficiency of methionine and cystine

The methionine/cystine efficiency of ten protein sources including that of different charges of the same protein source was ascertained in N balance experiments with a total of 60 female pigs in the live weight range of 35–50 kg. The variability of the derived sulfur amino acids (SAS) efficiency coefficient (C_{SAS}) ranged between 0.64 . . . 0.91 based on the SAS efficiency of casein as a standard. There was an analogous differentiation for the derived requirement values on the basis of the analysed methionine/cystine values of the proteins. For a protein retention of 100 g/day and a live weight of 40 kg, 6.2 g methionine/cystine was ascertained based on the highest SAS efficiency ($C_{SAS}=1$) as yet.

Literaturverzeichnis

[1] BATTERHAM, E. S., R. D. MURISON und C. E. LEWIS: Br. J. Nutr. **40**, 23 (1978)
[2] BERENDE, P. L. M. und H. L. BERTRAM: Z. Tierphysiol. Tierernähr. u. Futtermittelkde. **50**, 93 (1983)
[3] BRAUDE, R. und M. A. ESNAOLA: Brit. J. Nutr. **30**, 437 (1973)
[4] BURGSTALLER, G.: Praktische Schweinefütterung. Verlag E. Ulmer, Stuttgart (1981)
[5] COLE, D. J. A.: In: Recent advances in animal nutrition. Butterworths London, p. 59 (1979)
[6] CUQ, J. L., M. PROVANSAL, C. CHEFTEL, L. CHARTIER und P. BESANCON: Proc. IV. Int. Congr. Food Sci. Technol. 578 (1974)
[7] CUQ, J. L., C. AYMARD, P. BESANCON und C. CHEFTEL: Ann. Nutr. Anim. **32**, 307 (1978)
[8] FAHNENSTICH, R.: Proc. and Abstr. XV. World Poultry Congr. New Orleans, 482 (1974)
[9] FINOT, P. A., E. MAGNENAT, F. MOTTU und E. BUJARD: Ann. Nutr. Alim. **32**, 325 (1978)
[10] FREIMUTH, U., H. NÖTZOLD und W. KRAUSE: Nahrung **24**, 351 (1980)

[11] GEBHARDT, G.: Die Bewertung des Futtereiweißes nach dem N-Bilanzverfahren an wachsenden Tieren. Habil.-Schr., Martin-Luther-Univ. (1963)
[12] GEBHARDT, G.: Wiss. Z. Karl-Marx-Univ. Leipzig, Math.-nat. wiss. R. **22**, 201 (1973)
[13] GEBHARDT, G.:
Vortrag, Arbeitstagung des FKG Tierernährung in Rostock (1976)
[14] GEBHARDT, G.: V. Int. Symp. on Amino Acids, Thesen E4, Budapest (1977)
[15] GEBHARDT, G.: Arch. Tierernähr. **30**, 63 (1980)
[16] GJOEN, A. U. und L. R. NJAA: Brit. J. Nutr. **37**, 93 (1977)
[17] HASEGAWA, K., N. OKAMOTO, H. OZAWA, S. KITAJIMA und Y. TAKADO: Agric. Biol. Chem. **45**, 1645 (1981)
[18] HENRY, Y. und A. RERAT: Ann. Zootech. **19**, 488 (1977)
[19] HOFFMANN, L. und W. WIESEMÜLLER: Tierzucht **35**, 222 (1981)
[20] LEWIS, D. und D. J. A. COLE: Proc. Nutr. Soc. **35**, 87 (1976)
[21] LIEBERT, F. und G. GEBHARDT: Arch. Tierernähr. **29**, 581 (1979)
[22] LIEBERT, F., R. KÖHLER, W. B. SOUFFRANT, G. GEBHARDT, H. SCHMANDKE und B. TIETGENS: Arch. Tierernähr. **31**, 461 (1981)
[23] LIEBERT, F. und GEBHARDT, G.: Arch. Tierernähr. **33**, 39 (1983)
[24] LIEBERT, F. und G. GEBHARDT: Arch. Tierernähr. **34**, 379 (1984)
[25] LIEBERT, F. und G. GEBHARDT: Arch. Anim. Nutr. **36**, 1077 (1986)
[26] LIEBERT, F.: Untersuchungen zur Verwertung von Futterprotein und limitierender Aminosäure als Grundlage für Aussagen über Aminosäurenwirksamkeit und -bedarf bei wachsenden Schweinen: Diss. (Prom. B), Karl-Marx-Univ. Leipzig (1986)
[27] MAURON, J.: Dt. Lebensmittel-Rundschau **71**, 27 (1975)
[28] MILLER, S. A., S. R. TANNENBAUM und A. W. SEITZ: J. Nutr. **100**, 909 (1970)
[29] NJAA, L. R.: Brit. J. Nutr. **16**, 571 (1962)
[30] PEISKER, M.: Die Wirkungsmöglichkeit der limitierenden Aminosäure in nativen Proteinträgern und deren Kombinationen, verbunden mit der Ermittlung des maximalen täglichen Stickstoffretentionsvermögens (A) und des Stickstofferhaltungsbedarfes (NEB) wachsender weiblicher Schweine im N-Bilanzversuch. Diss. (Prom. A), Karl-Marx-Univ. Leipzig (1983)
[31] RERAT, A.: Nutr. Abstr. Rev. **42**, 13 (1972)
[32] ROBBINS, K. R., D. H. BAKER und J. W. FINLEY: J. Nutr. **110**, 907 (1980)
[33] SATTERLEE, L. D. und K. C. CHANG: in: „Food protein deterioration, mechanisms and functionality" (J. P. Cherry ed.) Washington, Amer. Chem. Soc., 409 (1982)
[34] SJÖBERG, L. B. und S. L. BOSTRÖM: Brit J. Nutr. **38**, 189 (1977)
[35] SLUMP, P., K. D. BOS und C. VERBEEK: Proc. 2nd Europ. Conf. Food Chem., Rome, 323 (1983)
[36] TAYLOR, A. J., D. J. COLE und D. LEWIS: Proc. Br. Soc. Anim. Prod. **4**, 106 (1975)
[37] TAYLOR, S. J., D. J. A. COLE und D. LEWIS: Anim. Prod. **37**, 265 (1983)
[38] WECKE, Ch.: Zusammenhänge zwischen Aminosäureversorgung und Stickstoffverwertung, verbunden mit der Ableitung leistungsabhängiger Aminosäurebedarfswerte für wachsende Börge (25–65 kg Lebendmasse) aus Ergebnissen von N-Bilanzversuchen. Diss. (Prom. A), Karl-Marx-Univ. Leipzig (1976)

Eingegangen: 18. Februar 1986

Anschrift der Autoren:

Dr. F. LIEBERT und Prof. Dr. sc. G. GEBHARDT
Karl-Marx-Universität
Sektion Tierproduktion und Veterinärmedizin,
Wissenschaftsbereich Tierernährungsphysiologie und
Futtermittelkunde
Gustav-Kühn-Str. 8
Leipzig
7022
DDR

Arch. Anim. Nutr., Berlin 37 (1987) 2, 169–188

Akademie der Landwirtschaftswissenschaften der DDR
Forschungszentrum für Tierproduktion Dummerstorf-Rostock
– Bereich Tierernährung „Oskar Kellner" –

J. WÜNSCHE, MARLIS MEINL, U. HENNIG, EDDA BORGMANN,
F. KREIENBRING und H.-D. BOCK

Einfluß einer thermischen Behandlung von Kartoffelprodukten auf den Nährstoffabbau im Verdauungstrakt des Schweines

1. Mitteilung

Passage und Verdaulichkeit der Nährstoffe in den verschiedenen Darmabschnitten

1. Einleitung

Seit langem ist aus praktischen Fütterungsversuchen bekannt, daß mit rohen oder roh silierten Kartoffeln oder mit roher Kartoffelstärke gefütterte Schweine deutlich schlechtere Mastergebnisse aufweisen als die mit gedämpften oder gekochten Kartoffeln oder mit gequollener Kartoffelstärke gefütterten (KIRSCH u. JANTZON, 1938; LEHMANN, 1944; SCHOLZ, 1952; CRANZ u. a., 1965; ČUPKA u. MAJERČIAK, 1965).

Die rohen Kartoffeln werden in geringerer Menge gefressen, sind wenig bekömmlich und werden schlechter verdaut als thermisch behandelte; dabei liegt vor allem die Verdaulichkeit des Proteins erheblich niedriger (LEHMANN, 1944; SCHNEIDER, 1947; NEHRING u. FRANKE, 1957; SCHULZ u. OSLAGE, 1967; SCHULZ, 1970; WHITTEMORE u. a., 1975; AUTORENKOLL., 1976; DLG, 1984).

KRACHT u. a. (1984 a) stellten darüber hinaus im Ergebnis eines Mastversuches mit roher und aufgeschlossener Kartoffelstärke fest, daß bei nahezu gleicher Verzehrshöhe und nur geringfügig schlechterer Verdaulichkeit der organischen Substanz die Verwertung der rohen Kartoffelstärke beim Schwein um etwa 20 % niedriger ausfällt als die der Quellstärke. Die Ursache dafür dürfte darin zu sehen sein, daß die rohe Kartoffelstärke, das intakte Stärkekorn, im Gegensatz zum aufgeschlossenen, durch die Verdauungsenzyme (Amylasen) kaum hydrolysiert wird (FLASCHENTRÄGER u. LEHNARTZ, 1954). Dies konnte auch mit In-vitro-Untersuchungen nachgewiesen werden (ZELTER u. a., 1967; LEDINEK, 1970; HELLENDOORN u. a., 1970). Nach BAKER u. a. (1950) ist die hohe Enzymresistenz durch eine an der Oberfläche der Stärkekörner aus Knollen und Wurzeln vorhandene lamellare Membranstruktur bedingt. Weiterhin spielen hierbei die Kristallstruktur der Stärke und die Verhältnisse von Amylopektin zu Amylose sowie von Oberfläche zu Größe der Stärkekörner eine wesentliche Rolle (MORAN, 1982). Aus diesen Befunden mußte geschlußfolgert werden, daß die rohe Kartoffelstärke der vorwiegend enzymatischen Verdauung im Dünndarm des Schweines größtenteils entgeht, und damit kaum Glukose entsteht, die nach der Resorption vom Schwein verwertet werden könnte. BAKER u. a. (1950) fanden im Zäkum von Schweinen, an die rohe Kartoffelstärke verabfolgt worden war, große Mengen an Stärkekörnern, die hier bakteriell abgebaut wurden.

Mit rohen Kartoffeln oder roher Kartoffelstärke gefütterte Schweine wiesen nach Schlachtung im Dickdarm wesentlich größere Trockensubstanz-, Energie- bzw. Stärkemengen auf als mit gedämpften Kartoffeln oder Getreidestärke gefütterte

(SCHULZ u. OSLAGE, 1967; KOCH u. a., 1972; MASON u. JUST, 1976; eigene unveröffentl. Ergebnisse). LEDINEK (1970) konnte an Schweinen mit Zäkumfisteln nachweisen, daß bei Fütterung roher Kartoffeln im Blinddarm nicht nur der Trockensubstanz- und Stärkegehalt, sondern auch die Fermentationsrate der Zäkumflora signifikant höher ist. Die in den Dickdarm gelangte Stärke wird hier von den Mikroorganismen zu flüchtigen Fettsäuren umgesetzt, woraus eine schlechtere Verwertung für das Schwein resultiert.

Um genauere Kenntnisse über die bei Verfütterung roher oder thermisch behandelter Kartoffelprodukte im Darmtrakt des Schweines offenbar sehr unterschiedlich ablaufenden Verdauungsvorgänge zu erhalten, haben wir an fistulierten Schweinen neben den Umsetzungen der Stärke auch die der anderen organischen Nährstoffe (einschl. Rohprotein und Aminosäuren) in den verschiedenen Traktabschnitten bis zur Kotausscheidung kontinuierlich verfolgt, worüber nachfolgend berichtet wird. Außerdem wurde der Einfluß der unterschiedlich behandelten Kartoffelprodukte auf die Mengen des in Harn und Kot ausgeschiedenen Stickstoffs (N-Bilanz) und die Mengen an Bakterienstickstoff im Kot (Bakterienfraktionierung) untersucht.

2. Material und Methoden

Als Versuchstiere kamen insgesamt 8 etwa 100 kg schwere Börge (Kreuzungstiere, veredeltes Landschwein × Edelschwein) zum Einsatz, die auf operativ-chirurgischem Wege am terminalen Ileum und in der Mitte des Kolons mit einfachen T-Kanülen aus PVC ausgestattet worden waren, durch welche in geöffnetem Zustand entsprechende Digestaproben gesammelt werden konnten. Narkose, Operation und postoperative Betreuung der Tiere gestalteten sich wie von uns bereits früher beschrieben (HENNIG u. a., 1980). Für die Durchführung der Versuche wurden wahlweise jeweils 2 bzw. 3 Tiere je Gruppe eingesetzt. Sie wurden einzeln in Stoffwechselkäfigen gehalten, die Sammlung und Aufbereitung der Exkremente und Digestaproben erfolgte entsprechend der von WÜNSCHE u. a. (1979) beschriebenen Methodik.

Die 2× täglich (7 Uhr und 15 Uhr) verabreichten Futterrationen bestanden aus einer Grundration (GR), (Gerste, Trockengrün, Fischmehl, Mineral- und Wirkstoffmischung) und folgenden Prüfzusätzen:

1. handelsübliche, rohe Kartoffelstärke, rKSt – Gruppen I/1 und III/1
2. roh silierte Kartoffeln, rsK (Silierverfahren nach WEISSBACH und SCHMIDT, 1980) – Gruppe II/1
3. handelsübliche, aufgeschlossene Kartoffelstärke „Rubaquell" (Quellstärke), QuSt – Gruppen I/2 und III/2
4. gedämpft silierte Kartoffeln, gsK – Gruppe II/2

Einen Überblick über die im einzelnen durchgeführten Versuche, die Lebendmassen der Tiere und die verabreichten Futterrationen und Futtermengen vermittelt Tab. 1. Mit den Versuchen I und II wurden Passage- und Verdaulichkeitsmessungen in den verschiedenen Darmabschnitten durchgeführt, Versuch III ist ein N-Bilanzversuch mit quantitativer Kot- und Harnsammlung.

Die Rohnährstoffgehalte in den einzelnen Futtermitteln (Rationsbestandteilen) und Ausscheidungen (Kot-, Harn- und Digestaproben) wurden entsprechend dem

Tabelle 1 (Table 1)
Versuchsübersicht: Tiere, Rationen, Futtermenge, Versuchsablauf
(Scheme of experiments: animals, diets, feed amounts, experimental details)

Gruppe (Group)	Versuchstiere (Animals) Anzahl (Number) (*n*)	LM (LW) (kg)	Rationen (Diets)	Futtermenge (Feed amounts) g/Tier u. Tag (g/animal and day)		Versuchsdurchführung (Perform of experiments) Vorversuchsperioden (Preliminary periods) (d)	Sammelperioden (Collection periods)	(d)
I/1	2	100–120	Grundration* (Basal diet)	GR	1145	10	Kot (Faeces) (spont.)	2
	2		+rohe Kartoffelstärke	rKSt	700		Kolondigesta	2
	2		(+raw potato starch)				Ileumdigesta	2
II/1	3	110–130	Grundration (Basal diet)	GR	1145	10	Kot (Faeces) (spont.)	2
	2		+roh silierte Kartoffeln	rsK	800		Kolondigesta	2
	2		(+raw ensiled potatoes)				Ileumdigesta	2
I/2	2	100–120	Grundration (Basal diet)	GR	1145	10	Kot (faeces) (spont.)	2
	2		+Quellstärke	QuSt	700		Kolondigesta	2
	2		(+cooked potato starch)				Ileumdigesta	2
II/2	3	110–130	Grundration (Basal diet)	GR	1145	10	Kot (Faeces) (spont.)	2
	2		+gedämpft silierte Kart.	gsK	800		Kolondigesta	2
	2		(+steamed ensiled potatoes)				Ileumdigesta	2
III/1	2	120–130	Grundration (Basal diet)	GR	1095	7	Kot+Harn	5
			+rohe Kartoffelstärke	rKSt	670		(Faeces+urine)	
			(+raw potato starch)				(quantitativ)	
III/2	2	120–135	Grundration (Basal diet)	GR	1095	7	Kot+Harn	5
			+Quellstärke	QuSt	655		(Faeces+urine)	
			(+cooked potato starch)				(quantitativ)	

* Zusammensetzung der Grundration (g/kg TS): Gerste 776, Trockengrün 78, Fischmehl 116, Mineral- + Wirkstoffmischung 30 (Composition of the basal diet (g/kg DM): barley 776, grass meal 78, fish meal 116, mineral + vitamin mixture 30).

Weender Analysenverfahren nach TGL 21875, die Rohzellulose nach NEHRING (1969) und die wasserlöslichen Kohlenhydrate sowie die Stärke nach ZWIERZ u. a. (1981) bestimmt. Die Aminosäurenanalysen erfolgten nach vorausgegangener saurer Hydrolyse (6 N HCl, 2 h, 134 °C) am Aminosäurenanalysator AAA 881 (Mikrotechna Praha). Zur Bestimmung der S-haltigen Aminosäuren und der α-ε-Diaminopimelinsäure (DAP) wurden die Proben vor der Hydrolyse mit Perameisensäure oxydiert.

Als Marker zur Bestimmung der Passagemengen und Verdaulichkeitswerte diente die HCl-unlösliche Asche, die nach der bei WÜNSCHE u. a. (1984) beschriebenen Methode

Tabelle 2 (Table 2)

Nährstoffgehalte der Grundration und der Kartoffelproduktzulagen (g/kg TS)
(Nutrient contents of the basal diet and of the potato product additives, g/kg DM)

	Grundration (Basal diet) GR	rohe Kartoffelstärke (Raw potato starch) rKSt	aufgeschloss. Kart.stärke (Quellstärke) (Cooked potato starch) QuSt	roh sil. Kart. (Raw ensiled potatoes) rsK	gedämpft sil. Kart. (Steamed ensiled potatoes) gsK
Organ. Subst. (Organic matter)	937,9	997,1	996,7	975,0	953,3
Rohprotein (Crude protein)	182,1	2,2	1,6	78,4	129,3
Rohzellulose (Cellulose)	62,3	–	–	39,2	43,7
Rohasche (Ash)	62,1	2,9	3,3	25,0	46,7
wasserlösl. Kohlenhydrate (Watersoluble carbohydrates)	49,4	–	217,5	3,8	73,1
Stärke (Starch)	485,2	975,6	786,2	774,8	560,8
ges. Kohlenhydrate (enz. KH. ×0,9 = „Stärke“) (Total carbohydrates, “starch”)	529,4	975,6	982,0	778,2	626,6
Aminosäuren (Amino acids)					
Arg	11,4			1,8	3,0
His	4,9			1,0	2,3
Ile	7,5			3,2	4,0
Leu	14,3			5,9	8,0
Lys	11,2			3,7	6,9
Met	4,3			1,2	2,4
Zys	3,2			0,8	1,6
Phe	9,3			3,8	5,6
Tyr	5,8			1,3	2,3
Thr	8,2			3,0	4,7
Val	9,9			4,2	5,8
Ala	10,8			9,0	4,7
Asp	16,6			6,4	24,0
Glu	35,4			6,6	15,0
Gly	10,4			3,2	4,6
Pro	13,7			1,8	5,8
Ser	8,4			2,7	4,1

ermittelt wurde. Die Bakterienfraktionierung im Kot sowie die Berechnung des Bakterien-N-Anteils aus den DAP-Werten erfolgte nach der von MEINL und KREIENBRING (1985) mitgeteilten Verfahrensweise.

In Tab. 2 werden die Nährstoffgehalte der Grundration und der eingesetzten Kartoffelstärken und -silagen ausgewiesen.

3. Ergebnisse

In den Tab. 3 und 4 sind neben den täglichen Nährstoff- und Aminosäure-Einnahmen die an den drei Meßstellen terminales Ileum, Mitte Kolon und Kot (Gesamt-Verdauungstrakt) ermittelten Nährstoff- und Aminosäuremengen (g/Tier und Tag) zusammengestellt, woraus sich die Einflüsse der rohen und thermisch behandelten Kartoffelstärke- und Kartoffelsilage-Zulagen auf die Darmpassage ableiten lassen.*

Bei Verfütterung roher Kartoffelstärke (Gruppe I/1) bzw. roh silierter Kartoffeln (Gruppe II/1) erscheinen am distalen Ileum wesentlich größere Mengen an Trockensubstanz, organischer Substanz und Stärke, die unverdaut in den Dickdarm gelangen, als bei Verabreichung aufgeschlossener Kartoffelstärke bzw. gedämpft silierter Kartoffeln (Gruppen I/2 und II/2).

An wasserlöslichen Kohlenhydraten wurden bei Zugabe roher Kartoffelstärke zur Grundration am Dünndarmende größere Mengen aufgefunden als mit dem Futter vereinnahmt. Hier deutet sich eine verringerte Resorption des aus roher Kartoffelstärke während der Dünndarmpassage in Lösung gegangenen Anteils an.

Die in der Kolondigesta nachgewiesenen Mengen an Trockensubstanz, organ. Substanz und Stärke liegen erheblich niedriger als am Dünndarmende, und die Unterschiede zwischen den mit rohen oder thermisch behandelten Kartoffelprodukten gefütterten Tieren haben sich beträchtlich reduziert. Offenbar findet bereits bis zur Mitte es Dickdarms ein intensiver bakterieller Stärkeabbau statt, dem auch die intakten, aus roher Kartoffelstärke stammenden Stärkekörner unterliegen.

Im Kot erscheint bei allen Gruppen kaum noch Stärke, diese wurde durch die Dickdarmflora fast vollständig abgebaut, unabhängig davon, ob die Kartoffelstärke in roher oder aufgeschlossener Form zum Einsatz kam.

Die Passage der Rohasche und der Rohzellulose der Grundration wird durch die unterschiedlichen Zulagen an Kartoffelprodukten kaum beeinflußt. Das gleiche kann für das Rohprotein der Grundration bei Zulage roher Kartoffelstärke oder Quellstärke bis zum Dünndarmende und auch noch bis Mitte Kolon postuliert werden. Da sich die Rohproteinmenge von Ende Ileum bis Mitte Kolon kaum verändert, halten sich unter den gegebenen Versuchsbedingungen (stärkereiche Rationen) im vorderen Dickdarm

* Da immer nur 2 bzw. 3 fistulierte Schweine je Variante zur Verfügung standen, wurden in Tab. 3 die Einzelwerte von jedem Tier angegeben, um ihre Streuung zu verdeutlichen. Dabei fällt auf, daß die Unterschiede zwischen den jeweiligen Paralleltieren auf dem Ileumniveau z. T. beträchtlich sein können; sie sind generell größer als in der Mitte des Dickdarms oder im Kot. Dieser Befund deutet auf bestehende individuelle Unterschiede der Schweine im enzymatischen Verdauungsvermögen hin, das bereits bei einer unterschiedlich intensiven Maulverdauung (Kauarbeit, Einspeichelung) seinen Ursprung haben kann. Hinzu kommt möglicherweise noch eine differente endogene Sekretion.
In den Tab. 4, 5 und 6 haben wir der besseren Übersichtlichkeit wegen die Mittelwerte gebildet; die prozentualen Schwankungen der Einzelwerte entsprechen denen der Tab. 3.

Tabelle 3 (Table 3)

Nährstoffpassage durch den Verdauungstrakt von Schweinen in Abhängigkeit von der Verfütterung roher (I/1, II/1) oder thermisch behandelter (I/2 II/2) Kartoffelprodukte (Angaben in g/Tier und Tag)

[Passage of nutrients through the digestive tract of pigs fed raw (I/1, II/1) or heat treated (I/2, II/2) potato products, g/animal and day]

Gruppe (Group)	Ration (Diet)		Tr.-Subst. (Dry matter)	Rohasche (Ash)	org. Subst. (Organic matter)	Rohprotein (Crude protein)	Roh-zellulose (Cellulose)	wasserlösl. Kohlenhydrate (Watersoluble carbohydrates)	Stärke (Starch)	ges. Kohlen-* hydr. = „Stärke"/ total carbohydr. = "starch"
I/1	GR + rKSt	E	**1845**	**73**	**1772**	**210**	**71**	**57**	**1238**	**1289**
		I	1119/914	74/90	1045/824	61/64	62/61	82/64	688/473	762/530
		C	372/358	41/50	331/308	50/73	54/58	27/10	63/29	88/38
		K	317/257	40/41	277/216	(70)/51	60/50	2/ 1	8/ 6	10/ 7
II/1	GR + rsK	E	**1945**	**91**	**1854**	**271**	**103**	**60**	**1175**	**1229**
		I	1096/849	97/86	989/763	147/113	83/81	37/31	591/401	624/429
		C	462/450	46/53	415/397	99/91	69/(97)	20/16	82/75	100/ 89
		K	282/265	43/41	239/224	71/66	52/53	1/ 1	7/ 4	8/ 5
I/2	GR + QuSt	E	**1845**	**74**	**1772**	**210**	**71**	**209**	**1106**	**1294**
		I	515/444	87/71	428/374	75/55	70/60	–/54	–/34	–/82
		C	310/301	45/43	266/258	65/63	52/54	15/ 8	13/11	26/19
		K	207/212/223	38/37/41	170/175/182	36/41/40	40/44/42	0,5/1/1	3/4/5	4/4/6
II/2	GR + gsK	E	**1945**	**108**	**1836**	**312**	**106**	**115**	**1004**	**1107**
		I	582/623	87/75	495/548	84/104	88/76	65/78	52/78	111/148
		C	357/409	50/62	307/347	82/79	69/74	4/10	17/20	21/ 29
		K	256/300/275	41/43/44	215/257/231	51/69/57	55/65/59	1/1/ 1	4/7/6	5/8/7

Versuchstiere: je Variante 2 bzw. 3 Börge, 100 ... 130 kg LM, mit Kanülen am terminalen Ileum und in der Mitte des Kolons. Indikator: HCl-unlösliche Asche
Experimental animals: 2 resp. 3 male castrates per variant, 100 ... 130 kg live weight, fitted with simple cannulas at the terminal ileum and in the middle of the colon. Marker: HCl insoluble ash).

GR = Grundration (Basal diet); rKSt = rohe Kartoffelstärke (Raw potato starch); rsK = roh silierte Kartoffeln (Raw ensiled potatoes); QuSt = Quellstärke (Cooked potato starch); gsK = gedämpft silierte Kartoffeln (Steamed ensiled potatoes).

E = Einnahme (Intake); I = terminales Ileum (Terminal ileum); C = Mitte Kolon (Middle of the colon); K = Kot (Faeces)

* berechnet als „Stärke" (Kohlenhydrate, enzymat. ×0,9) (Calculated as "starch" [carbohydr., enzymat. ×0,9]).

Tabelle 4 (Table 4)

Passage der Aminosäuren durch den Verdauungstrakt von Schweinen in Abhängigkeit von der Verfütterung roher (I/1, II/1) oder thermisch behandelter (I/2, II/2) Kartoffelprodukte

[Passage of amino acids through the digestive tract of pigs fed raw (I/1, II/1) or heat treated (I/2, II/2) potato products]

(Mittelwerte von jeweils 2 bzw. 3 Tieren, g/Tier und Tag; Means of 2 resp. 3 animals, g/animal and day)

Gruppe/ Ration (Group/ diet)		RP (CP)	Arg	His	Ile	Leu	Lys	Met	Zys	Phe	Tyr	Thr	Val	Ala	Asp	Glu	Gly	Pro	Ser
I/1	**E**	**210**	**13,0**	**5,6**	**8,6**	**16,4**	**12,9**	**4,9**	**3,7**	**10,6**	**6,7**	**9,4**	**11,4**	**12,4**	**19,0**	**40,5**	**12,0**	**15,7**	**9,6**
GR + rKSt	I	62	2,0	1,1	1,8	3,2	2,8	0,8	1,2	2,0	1,3	2,5	2,6	3,8	4,9	6,0	4,3	3,2	2,4
	C	62	2,6	1,1	2,4	3,9	4,5	1,1	1,0	2,4	1,9	2,6	3,0	5,0	6,4	8,9	3,2	2,2	2,4
	K	60	2,3	1,2	2,3	4,1	4,3	1,2	0,8	2,4	1,8	2,7	3,0	4,4	6,2	7,5	3,3	1,8	2,3
II/1	**E**	**271**	**14,5**	**6,4**	**11,2**	**21,2**	**15,8**	**5,8**	**4,3**	**13,7**	**7,7**	**11,9**	**14,7**	**19,6**	**24,2**	**45,7**	**14,5**	**17,1**	**11,7**
GR + rsK	I	130	6,5	3,2	5,3	9,5	8,0	2,0	2,3	5,4	3,8	5,6	6,7	7,5	12,5	16,0	7,6	6,4	5,8
	C	95	3,6	1,8	4,1	6,8	7,8	2,1	1,4	3,8	2,8	4,3	5,2	8,0	9,3	12,5	5,3	4,1	3,7
	K	68	3,2	1,4	3,2	5,4	4,9	1,4	0,9	3,3	2,5	3,7	3,8	4,7	7,9	8,9	3,9	2,2	3,0
I/2	**E**	**210**	**13,0**	**5,6**	**8,6**	**16,4**	**12,9**	**4,9**	**3,7**	**10,6**	**6,7**	**9,4**	**11,4**	**12,4**	**19,0**	**40,5**	**12,0**	**15,7**	**9,6**
GR + QuSt	I	65	2,4	1,1	1,9	3,4	3,1	0,7	1,1	2,0	1,5	2,7	2,8	3,7	5,2	6,3	3,9	3,3	2,5
	C	64	1,9	1,1	2,7	4,2	5,1	1,1	0,9	2,5	1,7	2,8	3,3	4,9	5,5	7,9	3,7	3,0	2,2
	K	39	1,6	0,8	1,6	2,7	2,3	0,8	0,6	1,7	1,1	1,8	2,0	2,6	4,0	5,0	2,3	1,6	1,7
II/2	**E**	**312**	**15,4**	**7,4**	**11,8**	**22,8**	**18,3**	**6,8**	**5,0**	**15,1**	**8,5**	**13,2**	**16,0**	**16,1**	**38,2**	**52,5**	**15,6**	**20,3**	**12,8**
GR + gsK	I	94	2,9	1,6	3,0	5,2	4,6	1,0	1,5	3,2	2,3	3,6	4,1	5,6	7,6	10,9	6,6	4,9	3,4
	C	80	2,3	1,3	3,1	5,0	6,2	1,4	1,3	2,8	2,4	3,6	4,0	6,9	7,4	9,6	4,0	3,2	3,0
	K	59	2,5	1,0	2,4	3,9	3,6	1,2	0,8	2,6	1,6	2,5	3,0	3,7	6,0	6,7	3,2	2,0	2,4

Anmerkungen s. Tab. 3 (Notes as in table 3).

offenbar Resorption der N-Verbindungen und bakterielle Proteinsynthese annähernd die Waage. Bei Zulage von roher Kartoffelstärke hält auf Grund der günstigen Energieversorgung die intensive Bakterienvermehrung auch im hinteren Kolon weiter an, so daß hier im Vergleich zur Quellstärkezulage im Kot mehr Rohprotein ausgeschieden wird.

Gesondert betrachtet werden muß der Versuch mit roh silierten Kartoffeln. Im Gegensatz zur Zulage gedämpft silierter Kartoffeln sind hier schon am Ileumende wesentlich größere Rohproteindurchflußmengen vorhanden, die in den Dickdarm gelangen. Der hohe Anteil des im Dickdarm vorhandenen exogenen Proteins und die sicher auch hier vor sich gehende vermehrte Bakteriensynthese führen trotz kontinuierlichem Rückgang der Proteinmenge innerhalb des Dickdarms bis zum Kot letztlich zu einer vergleichsweise hohen fäkalen Rohproteinausscheidung.

Aus der in Tab. 4 zusammengestellten Übersicht über die Passage der einzelnen Aminosäuren durch den Verdauungstrakt geht hervor, daß bei allen Gruppen die Verschwindensrate an Aminosäuren im Dünndarm am höchsten ist. In den Versuchen mit Zulage der Kartoffelstärken (roh oder aufgeschlossen) und auch mit Zulage gedämpft silierter Kartoffeln treten bei vielen Aminosäuren (außer bei Arg, His, Zys, Gly, Pro, Ser) im vorderen Kolonabschnitt Nettozunahmen oder etwa gleichbleibende Mengenverhältnisse wie am Ileumende auf. Erst in der hinteren Dickdarmhälfte übersteigt der Aminosäurenabbau die bakterielle Synthese. Bei Verfütterung von roh silierten Kartoffeln passieren analog zum Rohprotein vergleichsweise große Aminosäuremengen den Dünndarm und fließen in den Dickdarm ein. Trotz Verminderung der Aminosäuremengen während der Dickdarmpassage sind bei Vergleich mit den anderen 3 Kartoffelproduktzulagen sowohl in der Mitte des Kolons als auch z. T. noch im Kot deutlich höhere Aminosäuremengen verblieben.

Tab. 5 beinhaltet die scheinbare Verdaulichkeit der untersuchten Nährstoffe und Tab. 6 die scheinbare Resorption von 17 Aminosäuren in den verschiedenen Abschnitten des Verdauungstraktes.

Die größten Unterschiede zwischen den Zulagen an rohen und aufgeschlossenen Kartoffelprodukten zeigen sich in der Stärkeverdaulichkeit am Ende des Dünndarms. Aufgeschlossene Kartoffelstärke (gedämpft silierte Kartoffeln und Quellstärke) wird im Dünndarm zu einem hohen Prozentsatz amylolytisch zu Glukose abgebaut und resorbiert. Die rohe Kartoffelstärke als solche und die Stärke in den roh silierten Kartoffeln sind dagegen zu einem wesentlich geringeren Prozentsatz enzymatisch verdaulich. Bereits im vorderen Dickdarm erhöht sich infolge eines intensiven bakteriellen Abbaus die Verdaulichkeit der rohen Kartoffelstärke auf über 90 % und am Ende des Verdauungstraktes beträgt die Stärkeverdaulichkeit – unabhängig von ihrer Herkunft – bei allen Gruppen nahezu 100 %. Weitgehend analog der Stärkeverdauung verläuft die Verdauung der Trockensubstanz und der organischen Substanz in den einzelnen Traktabschnitten. Die Verdauung der Rohasche und der Rohzellulose ist praktisch unbeeinflußt von den Zulagen; ihre Verdaulichkeitswerte erhöhen sich kontinuierlich im Verlauf der Darmpassage. Durch große Mengen roher Kartoffelstärke (Gruppe I/1) scheint die Rohzellulose-Verdaulichkeit vermindert zu werden. Wegen der stark differierenden Werte ist diese Aussage jedoch unsicher.

In der Rohproteinverdaulichkeit spiegelt sich das für die Passage Gesagte sehr deutlich wider. Das Protein der roh silierten Kartoffeln wird im Dünndarm offensichtlich nicht nur enzymatisch wesentlich schlechter verdaut als das der gedämpft

Tabelle 5 (Table 5)

Scheinbare Verdaulichkeit (%) der Nährstoffe in verschiedenen Abschnitten des Verdauungstraktes von Schweinen in Abhängigkeit von der Verfütterung roher (I/1, II/1) oder thermisch behandelter (I/2, II/2) Kartoffelprodukte

[Apparent digestibility (%) of nutrients in various parts of the digestive tract of pigs fed raw (I/1, II/1) or heat treated (I/2, II/2) potato products]

(Mittelwerte von 2 bzw. 3 Tieren, Means of 2 resp. 3 animals)

Gruppe (Group)	Ration (Diet)		Trockensubst. (Dry matter)	Rohasche (Ash)	organ. Subst. (Organic matter)	Rohprotein (Crude protein)	Rohzellulose (Cellulose)	wasserlös. Kohlenhydr. (Watersoluble carbohydr.)	Stärke (Starch)	ges. Kohlenhydr. (Total carbohydr.)
I/1	GR + rKSt	I	44,9	−12,5	47,3	70,3	14,2	−28,8	53,1	49,9
		C	80,2	37,5	82,0	70,6	21,7	67,2	96,2	95,1
		K	84,4	44,4	86,1	75,8	22,6	96,9	99,4	99,4
II/1	GR + rsK	I	50,0	− 0,6	52,5	52,1	20,2	43,2	57,8	57,1
		C	76,6	45,4	78,1	64,9	33,2	70,5	93,3	92,3
		K	85,9	53,8	87,5	74,8	48,7	97,9	99,6	99,5
I/2	GR + QuSt	I	74,0	− 7,4	77,4	69,0	8,8	74,3	96,9	93,6
		C	83,4	39,8	85,2	69,5	25,2	94,4	98,9	98,2
		K	88,4	47,4	90,1	81,5	41,2	99,6	99,6	99,6
II/2	GR + gsK	I	69,0	24,9	71,6	69,9	22,9	37,8	93,5	88,3
		C	80,3	48,1	82,2	74,2	32,9	94,1	98,1	97,7
		K	85,8	60,9	87,2	81,0	44,0	99,1	99,4	99,4

Anmerkungen siehe Tab. 3 (Notes as in table 3)

Tabelle 6 (Table 6)

Scheinbare Resorption (%) der Aminosäuren in verschiedenen Abschnitten des Verdauungstraktes von Schweinen in Abhängigkeit von der Verfütterung roher (I/1, II/1) oder thermisch behandelter (I/2, II/2) Kartoffelprodukte

[Apparent absorption (%) of amino acids in various parts of the digestive tract of pigs fed raw (I/1, II/1) or heat treated (I/2, II/2) potato products]

(Mittelwerte von 2 bzw. 3 Tieren, Means of 2 resp. 3 animals)

Gruppe/ Ration (Group/Diet)		RP (CP)	Arg	His	Ile	Leu	Lys	Met	Zys	Phe	Tyr	Thr	Val	Ala	Asp	Glu	Gly	Pro	Ser	$\bar{x}$ 17 AS (AA)
I/1	I	70,3	84,6	80,0	79,3	80,3	77,9	84,4	68,8	81,0	79,9	73,0	77,4	69,1	74,4	85,3	64,0	79,9	75,0	78,3
GR	C	70,6	80,2	80,0	72,5	76,4	64,9	76,8	72,6	76,9	72,2	72,7	74,0	60,0	66,5	78,1	73,0	85,8	74,7	74,0
+rKSt	K	75,8	82,2	78,8	73,3	75,2	66,9	74,3	79,4	76,8	72,6	71,1	73,8	64,6	67,6	81,4	72,1	88,5	75,7	75,0
II/1	I	52,1	55,3	49,4	53,0	55,3	49,2	65,5	46,4	60,4	51,1	52,6	54,3	61,6	48,3	64,9	47,3	62,6	50,3	54,6
GR	C	64,9	75,4	72,0	63,4	68,0	50,9	64,1	66,4	72,2	63,4	64,2	64,5	59,4	61,6	72,7	63,6	76,2	68,6	66,3
+rsK	K	74,8	77,6	78,3	71,5	74,7	69,2	75,0	79,4	75,6	67,7	68,8	73,8	75,8	67,5	80,6	72,9	86,8	74,0	74,7
I/2	I	69,0	81,3	80,2	77,9	79,1	75,9	85,8	70,6	80,6	77,8	70,8	75,4	70,3	72,8	84,4	67,2	79,0	74,2	76,7
GR	C	69,5	85,4	80,7	68,7	74,1	60,4	76,8	75,0	76,0	74,8	70,1	70,8	60,3	71,1	80,5	68,8	81,0	76,8	73,6
+QuSt	K	81,5	88,0	85,4	81,9	83,7	82,0	84,0	84,8	83,8	83,2	81,2	82,4	78,6	79,1	87,7	80,9	89,6	82,4	83,4
II/2	I	69,9	81,0	78,8	74,6	77,2	74,8	85,3	69,2	78,8	72,4	72,6	74,3	65,2	80,0	79,2	57,8	75,7	73,4	74,7
GR	C	74,2	85,2	82,4	73,8	78,2	65,8	79,5	74,3	81,3	71,6	73,0	75,3	57,0	80,7	81,8	74,2	84,3	76,6	76,2
+gsK	K	81,0	83,9	85,9	79,9	82,8	80.1	82.5	83.7	83,1	80,5	80.7	81,3	77,2	84,3	87,3	79,6	89,9	81,5	82,6

Anmerkungen s. Tab. 3 (Notes as in table 3).

silierten, die rohe Kartoffelsilage muß vielmehr darüber hinaus auch die Verdaulichkeit des Proteins der Grundration am Dünndarmende ungünstig beeinflußt haben, denn der aus den roh silierten Kartoffeln stammende Proteinanteil beträgt nur 23 % des Gesamtproteins der Ration. Dieser negative Einfluß wirkt sich auch im vorderen Dickdarm noch aus. Ist rohe Kartoffelstärke in den Rationen enthalten (Gr. I/1 u. II/1), führt die im Vergleich zu den Rationen mit gequollener Kartoffelstärke (Gr. I/2 und II/2) intensivere Bakterienentwicklung im Dickdarm zu erhöhter Ausscheidung von Bakterienprotein im Kot und damit zu einem Absinken der scheinbaren Rohproteinverdaulichkeit (in unseren Versuchen im Mittel von 80 % auf 70 ... 75 %). Aus Tab. 6 geht hervor, daß der Einfluß, den die unterschiedlichen Stärkeformen und die Art der Kartoffelsilierung auf die scheinbare Verdaulichkeit des Rohproteins ausüben, in gleicher Weise auch für die scheinbare Resorption der Aminosäuren zutrifft. Bei Zulagen von roher und aufgeschlossener Kartoffelstärke sowie von gedämpft silierten Kartoffeln erniedrigen sich bis Kolonmitte die scheinbaren Resorptionswerte der meisten Aminosäuren oder bleiben konstant (Ausnahmen Arg, Zys, Gly, Pro). Dieser Befund weist wiederum auf die unter den gegebenen Versuchsbedingungen bereits im vorderen Dickdarm stattfindende intensive Bakterienproteinsynthese hin. Roh silierte Kartoffeln bewirken am Dünndarmende eine außerordentlich starke Hemmung der Aminosäurenresorption der Gesamtration, so daß bei der Dickdarmpassage die bakteriellen Abbauprozesse und die Resorption der N-haltigen Abbauprodukte die Syntheseprozesse übersteigen. Auf die wesentlich niedrigeren ilealen Resorptionswerte der besonders wichtigen weil oft limitierenden Aminosäuren Lys und Met + Zys bei Verfütterung von roh silierten im Vergleich zu gedämpft silierten Kartoffeln sei besonders hingewiesen. Wie die scheinbare Rohproteinverdaulichkeit liegt auch die scheinbare Aminosäurenresorption am Ende des Verdauungstraktes bei Verfütterung roher Kartoffelprodukte deutlich unter der mit Zusatz thermisch behandelter Kartoffelprodukte erzielten. Von den einzelnen Aminosäuren weisen Arg, Met und Glu am Ileumende die höchsten, Zys, Ala und Gly die niedrigsten Resorptionswerte auf; von den essentiellen Aminosäuren wird Thr am Ende des Dünndarms am schlechtesten resorbiert. In der intestinalen Resorption liegen Arg und Glu ebenfalls hoch, hinzu kommt Pro mit Werten von annähernd 90 %. Die niedrigsten Resorptionswerte im Gesamttrakt weist meist Ala auf. Die auf den gesamten Verdauungstrakt bezogenen Resorptionswerte der Aminosäuren – besonders der essentiellen – sind untereinander ausgeglichener als am Ileumende.

Die mittlere scheinbare Resorption der Summe aller 17 Aminosäuren ist in jedem Falle höher als die Rohproteinverdaulichkeit; besonders groß sind die Unterschiede – außer bei der Gruppe mit roh silierten Kartoffeln – auf dem Ileumniveau.

Die Bestimmung der Bakterienmengen im Kot mit Hilfe der Fraktionierungsmethode und entsprechende Berechnungen aus den N- und DAP-Gehalten im Gesamtkot und den Kot-Fraktionierungen führten zu den in Tab. 7 zusammengestellten Werten.

Während sich der Anteil des Bakterien-N in % des Gesamtkot-N durch die unterschiedlichen Kartoffelproduktzulagen kaum veränderte, erhöhte sich die tägliche Ausscheidungsmenge an Bakterien-N bei Verabreichung roher Kartoffelprodukte um etwa 20 ... 30 %. Damit konnte experimentell untermauert werden, daß die bei Fütterung roher Kartoffelprodukte gefundene stark reduzierte scheinbare intestinale Rohproteinverdaulichkeit und die entsprechend verminderte scheinbare Amino-

Tabelle 7 (Table 7)

DAP und Bakterienstickstoff im Kot von Schweinen in Abhängigkeit von der Verfütterung roher oder thermisch behandelter Kartoffelprodukte

(DAP and bacterial N in the faeces of pigs fed raw or heat treated potato products)

Gruppe (Group)	Ration (Diet)	DAP-Ausscheidg. im Kot (DAP excretion in faeces) (mg/d)	$\bar{x}$	Bakt.-N-Ausscheidg. im Kot (Bacter. N excretion in faeces) (g/d)	$\bar{x}$	Anteil des Bakt.-N am Gesamtkot-N (Part of bacterial N in total faeces N) (%)	$\bar{x}$
I/1	GR+rKSt	209/170	190	8,6/7,2	7,9	77,0/90,3	83,6
II/1	GR+rsK	180/149	164	10,3/8,9	9,6	76,9/86,3	81,6
I/2	GR+QuSt	138/138	138	6,7/6,9	6,8	85,0/80,6	82,8
II/2	GR+gsK	144/129	136	6,4/8,6	7,5	78,5/73,3	75,9

Versuchstiere: 2 fistulierte Börge (100 ... 110 kg LM), Darmkanülen geschlossen
(Experimental animals: 2 cannulated male castrates (100 ... 110 kg live weight), intestinal cannulas closed).
Anmerkungen zu den Rationen s. Tab. 1 und 3
(Notes about the diets in tables 1 and 3).

Tabelle 8 (Table 8)

Stickstoffverwertung bei Schweinen in Abhängigkeit von der Verabreichung roher (III/1) oder aufgeschlossener (III/2) Kartoffelstärke als Zulage zu einer Grundration

[Nitrogen utilization in pigs fed raw (III/1) or cooked (III/2) potato starch as additive to a basal diet]

		Futterrationen (Diets) III/1 Grundration + rohe Kartoffelstärke		III/2 Grundration + aufgeschlossene Kartoffelstärke	
		GR+rKSt	$\bar{x}$	GR+QuSt	$\bar{x}$
Lebendmasse (kg) (Live weight, kg)	Versuchsbeginn (Start of the trial)	125,5 /120,8	123,2	129,1 /119,7	124,4
	Versuchsende (End of the trial)	130,5 /127,6	129,0	135,7 /123,8	129,8
Lebendmassezunahme (Live weight gain)	(g/Tier u. d) (g/animal and day)	454 /618	536	600 /373	486
N-Einnahme (N intake)	"	32,14/ 32,14	32,14	32,06/ 32,06	32,06
Harn-N (N in urine)	"	13,8 / 12,7	13,3	15,1 / 16,4	15,7
Kot-N (N in faeces)	"	8,0 / 7,4	7,7	6,4 / 6,2	6,3
N-Bilanz (N balance)	"	10,4 / 12,1	11,3	10,6 / 9,5	10,0
scheinbare RP-Verdaulichkeit (%) (Apparent CP digestibility, %)		75,3 / 77,1	76,2	80,2 / 80,6	80,4
N-Verwertung (%) (N utilization, %)		43 / 49	46	41 / 37	39

Versuchstiere: 2 fistulierte Börge (120 ...135 kg LM), Darmkanülen geschlossen
(Experimental animals: 2 cannulated male castrates (120 ... 135 kg live weight), intestinal cannulas closed).
Anmerkungen zu den Rationen s. Tab. 1 und 3 (Notes about the diets in tables 1 and 3).

säurenresorption tatsächlich auf einer erhöhten Synthese von Bakterienprotein im Dickdarm beruhen.

Im Anschluß an die Verdauungsversuche wurde mit 2×2 Tieren noch ein N-Bilanz-Versuch durchgeführt, um zu prüfen, welchen Einfluß die Zulage von roher oder aufgeschlossener Kartoffelstärke zur Grundration auf die Stickstoffverwertung beim Schwein ausübt. Wie in Tab. 8 ausgewiesen, wird die N-Bilanz durch die unterschiedlichen Stärkezulagen nicht wesentlich beeinflußt.

Die rohe Kartoffelstärke bewirkt zwar eine Erhöhung der fäkalen N-Ausscheidung, die renale ist dafür jedoch entsprechend reduziert. Die in diesem Versuch ermittelte scheinbare Rohproteinverdaulichkeit stimmt größenordnungsmäßig mit der in den vorausgegangenen Versuchen erhaltenen überein; bei Zulage roher Kartoffelstärke wird sie um 4 ... 6 Einheiten vermindert.

4. Diskussion

In den mit fistulierten Schweinen durchgeführten Experimenten zur Ermittlung des Einflusses von rohen und thermisch behandelten Kartoffelprodukten (Stärken, Silagen) auf Nährstoffverdaulichkeit und -resorption konnten neben der allgemein üblichen Kotanalysenmethode zur Bestimmung der gesamtintestinalen Nährstoffverdaulichkeit durch Analyse der Ileum- und Kolondigesta auch Zwischenstadien des in einzelnen Darmabschnitten vor sich gehenden Nährstoffabbaus erfaßt werden, was mit nichtfistulierten Tieren nur über Darminhaltsuntersuchungen nach Schlachtung möglich ist.

Unsere Ergebnisse über die Passage von Trockensubstanz und Stärke durch den Darmtrakt des Schweines gehen mit denen von LEDINEK (1970) bzw. KOCH u. a. (1972) sowie MASON und JUST (1976) mit am Blinddarm fistulierten sowie ausgeschlachteten Schweinen darin konform, daß bei Fütterung von Rationen mit rohen Kartoffeln wesentlich mehr Trockensubstanz und insbes. Stärke in den Dickdarm gelangt als bei Verabreichung gedämpfter Kartoffeln. Die 2 ... 3fachen Trockensubstanzmengen bei Fütterung roher Kartoffeln gegenüber gedämpften konnten wir im Dickdarm allerdings nicht mehr nachweisen, da nach unseren Untersuchungen bereits im vorderen Kolon ein intensiver Stärkeabbau und Trockensubstanzverlust auftritt. Legt man für die scheinbare ileale Stärke-Verdaulichkeit der Grundration (ihre Stärke stammt praktisch aus Gerste) den von KEYS und DE BARTHE (1974) für Gerste ermittelten Wert von 79,1 % zu Grunde, so errechnen sich aus den von uns am Ileumende gefundenen mittleren Ges.-Kohlenhydratverdaulichkeiten (Tab. 5) folgende Werte: für rohe Kartoffelstärke 24 %, für roh silierte Kartoffeln 36 %, für Quellstärke 106 % (nur 1 Tier!) und für gedämpft silierte Kartoffeln 99 %. Die von DROCHNER u. a. (1984) bei rohen Kartoffeln an Minischweinen ermittelte scheinbare präzäkale NFE-Verdaulichkeit von 14,4 % können wir so extrem niedrig nicht bestätigen. CUNNINGHAM u. a. (1963) ermittelten für Kartoffelstärke eine ileale Kohlenhydratverdaulichkeit von 44,1 %. Die aufgeschlossene Stärke hingegen wird nach unseren Untersuchungen bereits im Dünndarm 100 %ig verdaut, die NFE bei DROCHNER u. a. (1984) hingegen nur zu 88,7 %. Übereinstimmend mit LEDINEK (1970) kamen auch wir zu der Schlußfolgerung, daß infolge der intensiven mikrobiellen Stärkeumsetzungen im Dickdarm die Stärke aus rohen Kartoffeln vom Schwein schlechter verwertet wird als die durch einen Dämpfprozeß aufgeschlossene (vgl. auch KESTING u. a., 1984; KRACHT u. a., 1984 a). Die Tatsache, daß die Stärke aus roher wie gedämpfter Kartoffel am Ende des Verdauungstraktes nahezu 100 %ig verdaulich ist (s. a. SCHULZ

u. OSLAGE, 1967) kann nicht darüber hinwegtäuschen, daß erhebliche energetische Verwertungsdifferenzen bestehen.

Die scheinbare Verdaulichkeit des Rohproteins der Grundration – ermittelt ebenfalls an über 100 kg schweren Schweinen – beträgt 83,0 % (JENTSCH, 1984). Durch die Zulage von Quellstärke oder gedämpft silierten Kartoffeln wird dieser Wert nach unseren Untersuchungen nur wenig beeinflußt; aufgeschlossene Kartoffelstärke wirkt daher kaum depressiv, und die Verdaulichkeit des Proteins der gedämpften Kartoffeln liegt in der gleichen Größenordnung. Die Zulage roher Kartoffelstärke reduziert demgegenüber die Verdaulichkeit des Rohproteins der Grundration auf 76 %, und für das Protein der rohen Kartoffeln errechnet sich im Differenzverfahren eine scheinbare Verdaulichkeit von 47 %. DROCHNER u. a. (1984) geben einen Wert von 44,4 % an. Die von SCHULZ und OSLAGE (1967) ausgewiesene sehr niedrige scheinbare Rohproteinverdaulichkeit der rohen Kartoffeln von 20 ... 30 % können wir nicht bestätigen. Dagegen stimmen deren Verdauungswerte für das Protein thermisch behandelter Kartoffeln von 82,1 bzw. 85,8 % mit unseren Werten und dem von DROCHNER u. a. (1984) = 79,8 % gut überein. Die von NEHRING und FRANKE (1957) bei Schweinen durch Zulage roher und gequollener Stärke ermittelten Depressionen der Rohproteinverdaulichkeit entsprechen unseren Ergebnissen weitgehend. Ursache für die spezifische Wirkung der rohen Kartoffelstärke, die scheinbare Rohproteinverdaulichkeit herabzusenken, ist eindeutig das Einfließen großer Stärkemengen in den Dickdarm, die hier zu einer intensiven Synthese von Bakterienprotein führen, das mit dem Kot ausgeschieden wird. MASON u. a. (1976) fanden nach Verfütterung von roher Kartoffelstärke im Vergleich zu Maisstärke deutlich höhere fäkale DAP-Ausscheidungen. Die DAP-Konzentrationen im fäkalen N waren jedoch in Übereinstimmung mit unseren Ergebnissen unabhängig von den verfütterten Stärkearten. ZELTER u. a. (1967) und DELORT-LAVAL u. a. (1968) bezeichneten die bei N-freier Fütterung mit roher Kartoffelstärke an Schweinen festgestellten Kot-N-Ausscheidungen als metabolischen bzw. endogenen Stickstoffverlust. Bei Untersuchungen von JUST u. a. (1983) wurden mit Ansteigen der Gehalte an roher Kartoffelstärke und Zellulose (2 ... 32 %) in den Schweinerationen steigende Nährstoffmengen in den Dickdarm transportiert, und die Verschwindensrate des Rohproteins ging hier von 16 auf 2 % und die des Lysins von 3 auf −7 % zurück. Die erhöhte Mikrobenaktivität im Dickdarm führte zu mehr flüchtigen Fettsäuren im Kot und auch zu erhöhter fäkaler Rohprotein- und Aminosäurenexkretion.

Im Vergleich mit Maisstärke fanden MASON u. a. (1976) auch am terminalen Ileum eine größere Durchflußmenge an Gesamt-N und α-Amino-N, wenn rohe Kartoffelstärke in der Ration enthalten war. Unsere Untersuchungen zeigen, daß die rohe Kartoffelstärke gegenüber der aufgeschlossenen keine erhöhte Sekretion von N-Verbindungen auslöst, denn sowohl die Rohprotein- als auch die Aminosäurenpassage weisen am Ileumende kaum Unterschiede auf. Eine erhöhte endogene N-Ausschüttung in den Dünndarm hätte sich durch eine entsprechende Anreicherung am terminalen Ileum bemerkbar machen müssen.

Völlig anders zu beurteilen ist demgegenüber die Proteinausnutzung und die Aminosäurenresorption im Dünndarm, wenn rohe Kartoffeln bzw. roh silierte Kartoffeln in die Ration für Schweine einbezogen werden. Selbst wenn man annimmt, daß aufgeschlossene Kartoffelstärke am Dünndarmende keinen wesentlich ungünstigen Einfluß auf die Rohproteinverdaulichkeit und die Aminosäurenresorption der Grundration ausübt, ergeben sich bei Einbeziehung von roh silierten Kartoffeln in die Ration negative Werte für die Verdaulichkeit des Kartoffelproteins und die Aminosäurenresorption, was bedeutet, daß die Aminosäurenausnutzung bzw. die Proteinwirksamkeit der Gesamtration am Ileumende sehr viel stärker beeinträchtigt wird als es die Kotanalysenmethode ausweist. LIVINGSTONE u. a. (1977) haben an fistulierten Schweinen bei Fütterung einer nur aus rohen Kartoffeln bestehenden Ration negative Werte für die ileale N-Verdaulichkeit nachgewiesen. Die von DROCHNER u. a. (1984) resp. RENSING (1984) am Minischwein bei Alleinfütterung von rohen Kartoffeln ermittelte scheinbare präzäkale Rohproteinverdaulichkeit von 18,7 % erscheint demgegenüber hoch. Die Aminosäurenresorption lag in den meisten Fällen unter der Verdaulichkeit des Rohproteins (z. B. Gly – 67 %, Ser – 19,3 %); besonders gut resorbiert wurden bis zum Ileumende lediglich Asp (57,7 %) und Arg (55,5 %). Obwohl LIVINGSTONE u. a. (1980) bei Zulage roher Kartoffeln zu Gerste für das Kartoffelprotein am Ileumende noch eine Verdaulichkeit von 32,8 % berechneten (der Wert für Gerste lag mit 44 % atypisch niedrig!) kommen die Autoren auf Grund der negativen Einflüsse eines zugefütterten Extraktes aus rohen Kartoffeln zu der Feststellung, daß ein antinutritiver Faktor oder mehrere solche im rohen Kartoffelextrakt enthaltene Faktoren mit der Proteinverdauung der Grundration interferieren. Da es für unwahrscheinlich gehalten wird, daß das mechanische Aufreißen der Zellen und Stärkekörner der Kartoffeln (ohne Erhitzung) eine geeignete Aufbereitungsmethode darstellen könnte, wird die thermische Behandlung und damit die Denaturierung der thermolabilen antinutritiven Faktoren (Inhibitoren) vor der Verfütterung an Schweine für unerläßlich erachtet. Auch WHITTEMORE u. a. (1973, 1975) diskutierten den Einfluß schädlicher Inhaltsstoffe (Alkaloide) auf die Proteinverdaulichkeit. Mit der unterschiedlichen Aktivität des sortenabhängigen Protease-Inhibitors konnte die verdaulichkeitssenkende Wirkung der rohen Kartoffel nicht erklärt werden. KRACHT u. a. (1984 a) wiesen nach, daß Kartoffelsaft, der bei der Silierung roher Kartoffeln entsteht und nicht immer aus dem Silo abfließt, einen stark leistungsdepressiv wirkenden Stoff enthält, der durch Erhitzen zerstört wird.

Die Ergebnisse unserer Untersuchungen erhärten die Forderung des Dämpfens der Kartoffeln vor der Verfütterung an Schweine, nicht nur wegen der besseren Verwertung der Stärke, sondern auch wegen der deutlich höheren Proteinverdaulichkeit und Aminosäurenresorption im Dünndarm. Obwohl von uns und auch anderen Autoren (DELORT-LAVAL u. a., 1968; KRACHT u. a., 1984 b) in N-Bilanzuntersuchungen nachgewiesen wurde, daß durch die Zulage roher oder aufgeschlossener Kartoffelstärke zu einer Grundration wohl die N-Ausscheidungsmenge über Kot und Harn, nicht aber die N-Retention verändert wird, muß doch mit Nachdruck darauf hingewiesen werden, daß bei der Verfütterung roher oder roh silierter Kartoffeln an Mastschweine deutliche Minderleistungen auftreten.

Zusammenfassung

An Schweine (Börge, 100 ... 130 kg Lebendmasse), die am distalen Ileum und in der Mitte des Kolons mit einfachen Kanülen versehen waren, wurden zu einer Grundration (Gerste, Trockengrüngut, Fischmehl) Zulagen an roher Kartoffelstärke, roh silierten Kartoffeln, Quellstärke oder gedämpft silierten Kartoffeln gefüttert und mit Hilfe der

HCl-unlöslichen Asche als Marker die Nährstoff- und Aminosäurenpassage bzw. -verdaulichkeit (-resorption) im Dünndarm, im vorderen Dickdarm und im Gesamt-Verdauungstrakt gemessen. Außerdem wurden die Bakterienmengen im Kot bestimmt und der Einfluß von roher und aufgeschlossener Kartoffelstärke auf die N-Retention ermittelt.

Am distalen Ileum erscheinen bei Verabreichung roher Kartoffelprodukte wesentlich größere Mengen an Trockensubstanz, organischer Substanz und Stärke, die unverdaut in den Dickdarm gelangen, d. h., die Verdaulichkeit dieser Stoffe ist am Ileumende niedrig (rohe Kartoffelstärke 24 %, Stärke der roh silierten Kartoffeln 36 %).

Bereits bis zur Mitte des Dickdarms (Kolons) findet ein intensiver bakterieller Stärkeabbau statt, so daß an dieser Stelle die Unterschiede zwischen rohen und thermisch behandelten Kartoffeln nur noch gering sind.

Im Kot erscheint unabhängig von der Vorbehandlung der Kartoffeln kaum noch Stärke, d. h. sie wurde bis zum Ende des Verdauungstraktes fast 100 %ig „verdaut".

Die Passage bzw. Verdaulichkeit der Rohasche und Rohzellulose der Grundration wird in den einzelnen Darmabschnitten durch die Zulage roher oder thermisch behandelter Kartoffelprodukte nicht beeinflußt.

Am Ileumende unterscheidet sich bei Zulagen von roher oder aufgeschlossener Kartoffelstärke oder von gedämpft silierten Kartoffeln die scheinbare Rohproteinverdaulichkeit und Aminosäurenresorption nicht; bei Einsatz roh silierter Kartoffeln ist sie dagegen hier schon wesentlich stärker reduziert als es aus Vergleichen der Kotanalysenergebnisse hervorgeht.

Im Dickdarm stimuliert die in großen Mengen eingeflossene rohe Kartoffelstärke Stoffwechsel und Vermehrung der Darmbakterien, wie die um 20...30 % erhöhte Bakterien-N-Ausscheidung im Kot ausweist. Dadurch wird die scheinbare Rohproteinverdaulichkeit und Aminosäurenresorption erniedrigt.

Die bei Zulage roher Kartoffelstärke zur Grundration im Vergleich zur Zulage von Quellstärke erhöhte Kot-N-Ausscheidung wird durch eine entsprechend niedrigere Harn-N-Ausscheidung kompensiert, so daß die N-Retention durch die Zulagen unterschiedlich behandelter Kartoffelstärken praktisch unbeeinflußt bleibt.

Die in vielen Schweinemastversuchen bei Einsatz roher Kartoffelprodukte nachgewiesenen Minderleistungen finden ihre Erklärung in der Verlagerung wesentlicher Verdauungsvorgänge vom Dünndarm in den Dickdarm, woraus sich die Notwendigkeit einer thermischen Vorbehandlung der Kartoffeln bei Einsatz in der Schweinefütterung verstärkt ableitet.

Резюме

И. Вюньше, Марлиз Майнл, У. Хенниг, Эдда Боргманн, Ф. Крайенбринг и Х.-Д. Бок

Влияние термической обработки картофельных продуктов на разрушение питательных веществ в пищеварительном тракте свиньи. 1-ое сообщ.: Пассаж и переваримость питательных веществ в различных отрезках кишки

Свиньи (боровы, 100 ... 130 кг живой массы), имеющие простые канюлы у дистального илеума и в середине ободочной кишки получили кроме основного рациона из пшеницы, зелёной муки и рыбной муки добавки сырого картофельного крахмала, силоса сырого картофеля, набуханного картофельного крахмала или силоса запаренного картофеля. С помощью золы, нерастворяемой в HCl, в качестве маркирователя определились пассаж питательных веществ и аминокислот и также их переваримость и всасывание в тонкой кишке, в проксимальной толстой кишке и в общем пищеварительном тракте. Кроме того определены количества бактерий в кале и влияние сырого и набуханного картофельных крахмалов на ретенцию азота. При введении сырых картофельных продуктов у дистального илеума горазде больше сухого и органического веществ и картофельного крахмала, которые достигают толстой кишки в непереваpиванном виде, т. е. переваримость этих веществ является низкой в конце подвздошной кишки (сырой картофельный крахмал 24 %, крахмал силосованного сырого картофеля 36 %). Обнаружили, что уже до середины толстой кишки бактерии интенсивно разлагают крахмал, потому что на этом месте ещё нет значительных различий между сырым и термически обработанным картофелем.

В кале уже почти нет крахмала независимо от предыдущей обработки картофеля, т. е. до конца пищеварительного тракта переваривались почти 100 % крахмала.

Пассаж или, соответственно, переваримость сырой золы и сырой целлюлозы основного рациона не изменяется добавкой сырых или термически обработанных картофельных продуктов в отдельных отрезках кишечника.

Видимая переваримость сырого протеина и всасывание амино-кислот не различаются в конце подвздошной кишки при добавке сырого или набуханного крахмалов или силоса запаренного картофеля. При применении силоса сырого картофеля наоборот обнаружили значительное сокращение, больше, чем видно из анализов кала.

Картофельный крахмал, который вводился в большом количестве в толстую кишку, там стимулировал обмен веществ и размножение бактерий в кишечнике, как видно из на 20–30 % повышенного выделения бактериального азота с калом. Таким образом видимая переваримость сырого протеина и всасывание аминокислот снижаются.

При добавлении сырого картофельного крахмала к основному рациону уменьшается как компенсация выделение азота мочой по сравнению с добавкой набуханного крахмала. Это значит, что ретенция азота фактически не изменяется при добавлении различно обработанного крахмала картофеля.

При применении сырых картофельных продуктов в откорме свиней часто обнаружили пониженные привесы, что объясняется с переходом важных пищеварительных процессов из тонкой в толстую кишку. Поэтому рекомендуется предудущая термическая обработка картофеля при применении в кормлении свиней.

Summary

J. WÜNSCHE, MARLIS MEINL, U. HENNIG, EDDA BORGMANN, F. KREIENBRING and H.-D. BOCK

Influence of a thermic treatment of potato products on nutrient degradation in the digestive tract of pigs. 1. Passage and digestibility of the nutrients in various sections of the digestive tract

In addition to a basic ration (barley, dried green fodder, fishmeal) pigs (castrated males, 100 ... 130 kg live weight) received a supplement of raw potato starch, raw ensiled potatoes, cooked potato starch or steamed ensiled potatoes; nutrient and amino acid passage and digestibility (absorption) were measured in the small intestine, the upper large intestine and the total digestive tract with the help of simple cannulae at the distal ileum and the middle of the hind gut and the estimation of the HCl insoluble ash as an indicator. In addition, the amounts of bacteria in faeces were determined and the influence of raw and cooked potato starch on N retention was ascertained.

When raw potato products were fed, distinctly higher amounts of dry matter, organic matter and starch pass the ileum, which get into the colon undigested, i.e. the digestibility of these substances is low at the end of the ileum (raw potato starch 24 %, starch of raw ensiled potatoes 36 %).

Up to the middle of the colon there is intensive bacterial starch degradation so that in this place the difference between raw and thermically treated potatoes is only small.

No matter what the previous treatment of the potatoes was, there is hardly any starch in faeces, i.e. it was nearly 100 % digested up to the end of the digestive tract.

The passage and digestibility resp. of ash and crude cellulose from the basic ration is not influenced by the supplement of raw or thermically treated potato products in the individual sections of the digestive tract.

At the end of the ileum there are no differences between the apparent digestibility of the crude protein and absorption of amino acids of supplemented raw or cooked potato starch or steamed ensiled potatoes; after the use of raw ensiled potatoes they are, however, significantly more reduced than the comparison of analyses of faeces shows.

In the large intestine the high amount of potato starch stimulates the metabolism and the reproduction of faecal bacteria as is shown by an increase by 20–30 % in bacteria N excretion in faeces. Apparent crude protein digestibility and amino acid absorption are diminished by that.

The increased N excretion in faeces after the supplement of raw potato starch to the basic ration is–in comparison with the supplement of heated starch–compensated by a commensurately lower N excretion in urine so that N retention practically remains uninfluenced by the supplement of variously treated potato starch.

The lower performance proved in many fattening experiments with pigs after feeding raw potato products can be explained by the transfer of digestion processes from the small intestine to the large intestine, from which derives the necessity of a thermic treatment of the potatoes used for the feeding of pigs.

Literaturverzeichnis

[1] Autorenkollektiv: Das DDR-Futterbewertungssystem. VEB Deutscher Landwirtsch.-Verl. Berlin, 3. Aufl. (1976)

[2] Baker, F., H. Nasr, F. Morrice und J. Bruce: J. Path. Bact. **62**, 617 (1950)

[3] Cranz, K. L., J. Antoni und K.-H. Schmidt: Das wirtschaftseig. Futter **11**, 4 (1965)

[4] Cunningham, H. M., D. W. Friend und J. W. G. Nicholson: Can. J. Anim. Sci. **43**, 215 (1963)

[5] Čupka, V. und P. Majerčiak: Vedecké Prace vyskumného Ústavu živočišnej výroby v Nitre, S. 63 (1965)

[6] Delort-Laval, J., G. Charlet-Lery, S. Z. Zelter, C. Mercier und A. Guilbot: Proc. 2nd World Conf. Anim. Prod., Maryland, S. 336 (1968)

[7] DLG-Futterwerttabellen für Schweine. DLG-Verlag Frankfurt/M., 5. Aufl. (1984)

[8] Drochner, W., W. Rensing und H. Meyer: Z. Tierphysiol. Tierernähr. Futtermittelkde. **52**, 66 (1984)

[9] Flaschenträger, B. und E. Lehnartz: Physiologische Chemie II, Teil 1a, Springer-Verl. Berlin, Göttingen, Heidelberg, S. 28 (1954)

[10] Hellendoorn, E. W., M. van den Top und J. E. M. van der Weide: J. Sci. Food Agric. **21**, 71 (1970)

[11] Hennig, U., B. Idzior, J. Wünsche und H.-D. Bock: Arch. exper. Vet. med. **34**, 325 (1980)

[12] Jentsch, W.: Unveröff. Material (1984)

[13] Just, A., J. A. Fernández und H. Jørgensen: Livestock Prod. Sci. **10**, 171 (1983)

[14] Kesting, U., J. Wünsche, G. Bolduan, M. Meinl, U. Hennig, E. Borgmann und H.-D. Bock: Tierzucht **38**, 420 (1984)

[15] Keys jun., J. E. und J. V. De Barthe: J. Anim. Sci. **39**, 57 (1974)

[16] Kirsch, W. und H. Jantzon: Landw. Jahrbuch **85**, 801 (1938)

[17] Koch, G., M. Ledinek und D. Giesecke: Z. Tierphysiol. Tierernähr. Futtermittelkde. **30**, 222 (1972)

[18] Kracht, W., W. Matzke, J. Redeker und A. Hoffmann: Tierzucht **38**, 367 (1984a)

[19] Kracht, W. u. a.: Forschungsbericht, 114 S. (1984b)

[20] Ledinek, W.: Untersuchungen über die Beteiligung von Mikroorganismen am Verdauungsstoffwechsel des Schweines bei Fütterung roher und gedämpfter Kartoffeln. Diss., Univ. München, tierärztl. Fak. (1970)

[21] Lehmann, F.: Die Lehre von der Fütterung und Mast des Schweines. Verl. F. Pfenningstorff, Berlin (1944)

[22] Livingstone, R. M., T. Atkinson, B. Baird und R. M. J. Crofts: Proc. Nutrit. Soc. **36**, 58A (1977)

[23] Livingstone, R. M., B. A. Baird, T. Atkinson und R. M. J. Crofts: J. Sci. Food Agric. **31**, 695 (1980)

[24] Mason, V. C. und A. Just: Z. Tierphysiol. Tierernähr. Futtermittelkde. **36**, 301 (1976)

[25] Mason, V. C., A. Just und S. Bech-Andersen: Z. Tierphysiol. Tierernähr. Futtermittelkde. **36**, 310 (1976)

[26] Meinl, M. und F. Kreienbring: Arch. Tierernähr. **35**, 33 (1985)

[27] Moran jun., E. T.: Poultry Sci. **61**, 1257 (1982)

[28] Nehring, K.: Arch. Tierernähr. **19**, 453 (1969)

[29] Nehring, K. und E. R. Franke: Arch. Tierernähr. **7**, 104 (1957)

[30] Rensing, W.: Praecaecale und postileale Verdauung roher und thermisch-enzymatisch vorbehandelter Kartoffeln beim Schwein. Diss., tierärztl. Hochschule Hannover (1984)

[31] Schneider, B. H.: Feeds of the World, Jarrett Charleston, Morgantown Agric. Exp. Stat. (1947); zit. Mason, V. C. und A. Just (1976)

[32] Scholz, K.: Die deutsche Landwirtsch. **3**, 601 (1952)

[33] Schulz, D.: Nährstoffabbau und Veränderung des Futterwertes bei der chemischen Konservierung von Futterhackfrüchten. Diss. (Promotion A), Akademie der Landwirtsch.-Wiss. DDR, Berlin (1970)

[34] Schulz, E. und H. J. Oslage: Landbauforsch. Völkenrode **17**, 97 (1967)

[35] Weissbach, F. und L. Schmidt: Tierzucht **34**, 423 (1980)

[36] Whittemore, C. T., A. G. Taylor und F. W. H. Elsley: J. Sci. Food Agric. **24**, 539 (1973)

[37] WHITTEMORE, C. T., A. SCOTT und I. W. MOFFAT: Potato Res. **18**, 322 (1975)
[38] WÜNSCHE, J., T. ZEBROWSKA, U. HENNIG, F. KREIENBRING, M. MEINL, K. KRAWIELITZKI, E. BORGMANN, T. VÖLKER, B. IDZIOR, H.-D. BOCK und S. BURACZEWSKI: Arch. Tierernähr. **29**, 151 (1979)
[39] WÜNSCHE, J., E. BORGMANN, U. HENNIG, F. KREIENBRING und H.-D. BOCK: Arch. Tierernähr. **34**, 817 (1984)
[40] ZELTER, S. Z., G. CHARLET-LERY und J. DELORT-LAVAL: Z. Tierphysiol. Tierernähr. Futtermittelkde. **23**, 48 (1967)
[41] ZWIERZ, P., S. KUHLA und F. WEISSBACH: Arch. Tierernähr. **31**, 395 (1981)

Die Autoren danken den Mitarbeitern der Abteilung „Futterqualitätsforschung" des Bereiches Tierernährung für die Bereitstellung der roh und gedämpft silierten Kartoffeln und für die Durchführung der Kohlenhydrat-Analysen.

Eingegangen: 13. August 1985

Anschrift der Autoren:

Dr. J. WÜNSCHE, DB MARLIS MEINL, Dr. U. HENNIG, Dipl.-Agr.-Ing. EDDA BORGMANN,
Dr. F. KREIENBRING und Dr. habil. H.-D. BOCK
Akademie der Landwirtschaftswissenschaften der DDR
Forschungszentrum für Tierproduktion Dummerstorf-Rostock
Bereich Tierernährung „Oskar Kellner"
Justus-von-Liebig-Weg
PF 27-01/02
Rostock
2500
DDR

Effektive Bewirtschaftung von Ställen und Anlagen der Milch- und Rinderproduktion unter besonderer Beachtung der Nutzung der Mikroelektronik und verbesserter Verfahren der Produktionskontrolle

(Vorträge einer wissenschaftlichen Tagung, veranstaltet vom Institut für Rinderproduktion Iden-Rohrbeck der Akademie der Landwirtschaftswissenschaften der DDR vom 18. bis 21. September 1985 in Iden aus Anlaß des 65. Geburtstages von Professor Dr. HANS KLEIBER)

Tagungsbericht Nr. 241, Akademie der Landwirtschaftswissenschaften der DDR, 1986

Die Rinderproduktion als wichtigster Zweig der Tierproduktion hat einen großen Beitrag im Rahmen der Aufgabenstellung der Landwirtschaft zur Versorgung der Bevölkerung zu leisten. Deshalb muß der Haltung und Fütterung der Tiere sowie der effektiven Bewirtschaftung der Anlagen große Aufmerksamkeit geschenkt werden. Im vorliegenden Tagungsbericht werden u. a. folgende Fragen behandelt: Anforderungen an die Verfahrens- und Anlagenentwicklung, Stand und Entwicklung der Produktionsverfahren der Rinderproduktion, technische Lösungen zur Energieeinsparung bei der Stallklimagestaltung, Hauptrichtungen in der Entwicklung neuer Verfahren der Milchproduktion, Einfluß der Leistung auf den Energieaufwand bei der Milchproduktion, Ergebnisse und Erfahrungen beim Einsatz von Nachmelkrobotern, Hauptrichtungen in der Entwicklung neuer effektiver Verfahren der Aufzucht und Mast, effektiver Einordnung der Weidewirtschaft in modernen Anlagen der Rinderproduktion, technische Lösungen des Produktionskontrollsystems in der Milchproduktion, modularer Aufbau des Programmpaketes für den Bürocomputer A 5120/30 für das Produktionskontrollsystem Milch, Hardware und Programmentwicklung für das Programmsystem MIVI, ökonomische Aspekte des Einsatzes verbesserter Verfahren der Produktionskontrolle und -steuerung unter Nutzung der Mikroelektronik. Somit gibt der Tagungsbericht einen umfassenden Überblick über die angesprochene Thematik.

Erscheinungstermin: Juli 1986

Bestellungen sind unter der Bestellnummer 808 349 0 beim Buchhandel möglich.

СОДЕРЖАНИЕ

Prophylaxe und Bekämpfung von Infektionskrankheiten der landwirtschaftlichen Nutztiere

(Vorträge der IV. Dessauer Wissenschaftlichen Tagung mit internationaler Beteiligung, veranstaltet vom Institut für Impfstoffe Dessau der Akademie der Landwirtschaftswissenschaften der DDR am 21. und 22. Mai 1984 in Dessau anläßlich des 30jährigen Bestehens des Institutes für Impfstoffe Dessau)

Tagungsbericht Nr. 228, Akademie der Landwirtschaftswissenschaften der DDR, 1984

Die in diesem Tagungsbericht veröffentlichten Beiträge vermitteln einen Überblick über neue Erkenntnisse bei der Bekämpfung bedeutender Infektionskrankheiten der landwirtschaftlichen Nutztiere. Sie spiegeln gleichzeitig die Komplexität der Maßnahmen wider, die notwendig sind, um weitere Erfolge bei der Senkung der Tierverluste und bei der Leistungssteigerung unserer Nutztierbestände zu erzielen. – Im einzelnen wird im Abschnitt über Diagnostika und diagnostische Verfahren vor allem auf die Bekämpfung der enzootischen Rinderleukose und auf virusbedingte Durchfallerkrankungen beim Schwein (Transmissible Gastroenteritis, Rotavirus-Infektion, Enzootische Virusdiarrhoe) eingegangen. Großen Raum nehmen auch die Impfprogramme in der Rinder-, Schweine- und Geflügelproduktion ein. Den Abschluß des Berichtes bilden Arbeiten zur Prüfung von Impfstoffen und zur volkswirtschaftlichen Bedeutung des Impfstoffeinsatzes.

Erscheinungstermin: September 1985

Bestellungen sind unter Angabe der Bestellnummer 8083319 beim Buchhandel möglich.

INHALT

ARCHIVES OF ANIMAL NUTRITION
ARCHIV FÜR TIERERNÄHRUNG

VOLUME 37 FEBRUARY 1987 NUMBER 2

CONTENTS

Archives of Animal Nutrition is indexed in Current Contents Agriculture, Biology & Environmental Sciences, and abstracted in Nutrition Abstracts & Reviews and in Chemical Abstracts.

Bei Fragen zur Produktsicherheit wenden Sie sich bitte an:
If you have any questions regarding product safety,
please contact:

Walter de Gruyter GmbH
Genthiner Straße 13
10785 Berlin
productsafety@degruyterbrill.com